家庭医の現場

診療・連携・教育の事例から

もくじ

第1章　診療の現場

はじめに　家庭医とはどういう医師か

数年前、初めて「家庭医」という言葉を知った。そのとき想像したのは「日頃から家族ぐるみでお世話になっているかかりつけの先生」といったイメージで、今では少なくなったけれども、子どもの頃には夜中の往診にも応じてくれる近所のお医者さんはいたし、それほど特殊な存在ではないように感じた。では、なぜ今、家庭医なのか？　という疑問が浮かび、家庭医療の開拓者と言われる医師たちにインタビューさせていただいた。その話をまとめたのが拙著『家庭医という選択』（エイチエス　２０１５年）である。

詳しく話を聞くと、家庭医とは単に「親切で面倒見のよいお医者さん」だけではないことが分かってきた。海外には家庭医療学という学問領域が確立され、科学的根拠に基づいた医療の専門分野のひとつになっている。患者本人や家族の感情面に配慮した「患者中心性」や、特定の部位や疾患に限定せず、患者の心理や社会的側面なども含めて診療を行う「全人的医学」、患者のＱＯＬを重視する「生活モデル」、地域全体の予防・健康増進に取り組む「地域性」など、家庭医を特徴づける要素がいくつもある。それらを実践するためには専門的なトレーニングが必要であり、医師の個人的なサービスやオプションのようなレベルではないことがはっきり示されているのだ。

診療所で患者が来るのを待つだけではないことも大きな特徴だった。積極的に地域やコミュニティに出ていき、地域住民に病気の予防や健康増進についての啓蒙を行ったり、地域の医療システムの構築・改善や医療行政にも関わる。また、家庭医療の専門家を育成するための教育・研修制度の整備にも取り組んでいる。

それらはすべて、医療の高度化・専門化を推し進めるなかで置き去りにされてきた一面であり、家庭医療は現代の医療システムの隙間に落ち込んだ人々に手を差し伸べ、超高齢社会のなかで確実に増えるであろう在宅医療や看取りを担うことのできる医療である。昔から身近にいた「親切で面倒見のよいお医者さん」を復活させるというノスタルジックなムーブメントなどではなく、これからの日本を支えるまったく新しい医療体制を創造するパイオニアであると考えるべきだろう。

医療の現場で家庭医は何をしているのか

そこで、次なる疑問として浮かんだのは「今、地域の第一線で活躍している家庭医はどのようなことをやっているのか」ということ。家庭医の現場を実際に見てみたいと思った。前作でお世話になった先生方にコンタクトを取り、第一線でバリバリ働いている30〜40代を中心に取材をお願いできそうな医師を推薦していただいたところ、滋賀県長浜市・浅井東診療所所長の松井善典医師、神奈川県川崎市・多摩ファミリークリニックの大橋博樹医師、北海道札幌市・勤医協札幌病院の佐藤健太医師の3名の名前があがった。そのほかにも、地域医療や教育の現場で尽力されている先生方にお話をうかがう機会を得ることができ、非常に有意義な取材ができた。ご協力くださった先生方には、この場を借りて厚く御礼申し上げたい。

取材をするにあたり家庭医療の研修などに使われる教科書や専門書を読み、ある程度は予習をしたのだが、正直言って教科書を読むだけではピンとこないところもあった。理屈としては理解できるが、実際の場面やそこでのやり取り、家庭医の思考のプロセスなどが具体的にビジュアライズできず、非常に観念的に感じたのだ。ところが、浅井東診療所や多摩ファミリークリニックで医師たちを密着取材した後にもう一度読み返すと、一つひとつの場面が鮮明によみがえり、理屈と実践がスムーズにリンクすることができた。また、患者の方も、家庭医の親しみやすさを理屈抜きで感じ取っているように見えた。家庭医療の概念など知らなくても、そのメリットは直感的に理解できるのだ。

さらに、現場で実践されている家庭医療は一様ではない。地域特性や患者のニーズ、医療機関の規模や設備、スタッフの人数、そして医師自身の志や意向によって提供される医療には無数のバリエーションがある。教科書に書いてある理論は同じでも、実践の仕方がそれぞれ異なるのだ。だからこそ、家庭医療は現場を体験しなければその本質は分からない。多くの家庭医が医学生や研修医に「現場を見に来てほしい」と言うのはそのためだ。本書は、無数にあるバリエーションのいくつかを紹介しているに過ぎないが、そこには間違いなく家庭医療の本質に通じるものがあるはずだ。医学生や研修医だけでなく医療分野以外の人も、興味を持ったらぜひとも現場を見て体感してほしい。

序章

家庭医を取り巻く状況

日本の医療が抱える問題と家庭医療

総合診療専門医の誕生

２０１７年、新しい専門医制度がスタートする。これまで学会が独自に運営していた認定制度を統一し、一般社団法人日本専門医機構が19の専門領域についての医師の認定や養成プログラムの評価・認定を統一的に行うものだ。

今回、19番目の基本領域として初めて認められたのが「総合診療」という分野。いわゆる家庭医療や総合診療の分野である。臓器や疾患を限定せず幅広い診療科を診ることから医師の専門性が見えにくく、基本的な診療領域と認識されてこなかったが、厚生労働省は、２０１３年の「専門医の在り方に関する検討会」の最終報告で、「総合診療専門医は、領域別専門医が『深さ』が特徴であるのに対し、『扱う問題の広さと多様性』が特徴であり、専門医の一つとして基本領域に加えるべきである」、「総合診療専門医には、地域によって異なるニーズに的確に対応できる『地域を診る医師』としての視点も重要であり、他の領域別専門医や他職種と連携して、多様な医療サービスを包括的かつ柔軟に提供することが期待される」とし、家庭医療・総合診療の専門性を高く評価している(1)。また、家庭医や総合診療医が地域包括ケアシステムの中心的立場として期待されていることも追い風となったようだ。

家庭医・総合診療医の学会である日本プライマリ・ケア連合学会(2)は、従来の家庭医療専門医制度を新制度の趣旨に合わせた新しい研修制度（ｖｅｒ２）に改訂した。もともとプライマリ・ケア学会の研修制度は完成度が高く、ほとんど修正する必要はないのだが、総合診療専門医をめぐるさまざまな議論を踏まえて、現在予想されうる新制度下の総合診療専門医の養成プログラムに、可能な限り近づけることを意識したものとなっている(3)。

総合診療専門医の誕生は、わが国の医療制度にとって重要なエポックメイキングとなるだろう。２０１７年以降の日本の医療界は、臨床の現場も教育や研究の現場も大きく転換するのではないかと思われる。ここでは、新専門医制度スタートを1年後に控えた２０１６年４月の時点での家庭医療をめぐる現状について押さえておきたい。

名称をめぐる考察

これまで家庭医や総合診療医以外にもさまざまな名称が使われ、それぞれ微妙な

(1) 厚生労働省「専門医の在り方に関する検討会　報告書」（２０１３年）

(2) 一般社団法人日本プライマリ・ケア連合学会　２０１０年４月１日、日本プライマリ・ケア学会、日本家庭医療学会、日本総合診療医学会の3つの組織が合併して設立。http://www.primary-care.or.jp/index.html

(3) 日本プライマリ・ケア連合学会「新たな専門医制度導入にあたっての当学会の活動方針について」https://www.primary-care.or.jp/nintei_pg/pdf/senmoni_setumei.pdf

ニュアンスの違いを含んで併用されてきた。現在使われている主な名称には、
①家庭医
②総合診療医
③総合医
④プライマリ・ケア医
などがある。それぞれどのようなイメージを持たれているかというと、

【一般的なイメージ】

家庭医＝診療所で働く医師
　1〜3人程度で運営される診療所で働く医師。地域密着度が高い近所のかかりつけ医。

総合診療医＝病院で幅広い診療を行う医師
　病院の外来や病棟で臓器別専門医と連携しながら総合診療を行う医師。

総合医＝家庭医＋総合診療医
　職場や勤務地に関わらず総合診療を行う医師の総称。

プライマリ・ケア医＝地域の一次医療を担う医師
　家庭医や総合医だけでなく小児科や内科、外科などの開業医

および市中病院の外来担当など、プライマリ・ケアを担う医師は誰もがプライマリ・ケア医ということができる。

これらは取材をしている中で感じた一般的なイメージだが、若干誤解されている面もあるようだ。「家庭医＝診療所で働く医師」は、間違ってはいないが偏った認識である。家庭医の職場は診療所とは限らず、市中病院に勤務する家庭医もいる。プロスポーツのチームドクターなど医療機関ではない職場に勤めたり、医療行政や教育など臨床以外の分野に従事することも可能だ。

「総合診療医」は臓器別専門医と対比的に使われることが多く、ジェネラリスト的な立場を明確に表すものとされている。ただし、地域にどの程度関わるかは、個々の医師の立場や考え方によって異なり、はっきりした規定はない。地域への関与を基本とする家庭医との最も大きな違いはここにある。「総合医」は総合診療医の別称として使われることもあれば、家庭医も含めた総称として使われることもある。最もあいまいな使い方をされる名称かもしれない。病院勤務の総合医を「病院総合医」と呼ぶこともある。

名称の違いの背景には、プライマリ・ケアや総合診療の概念が海外から輸入されたという経緯がある。プライマリ・ケア先進国のイギリスでは地域に密着した医師を「GP（General Practitioner：総合診療医）」と呼び、アメリカでは「Family Practitioner（家庭医）」

と呼ぶ。日本では古くから、個人経営の開業医などを中心に実質的に地域のプライマリ・ケアを担ってきた医師たちがたくさんいるが、医療の高度化・専門化の流れの中では幅広く診ることの価値はあまり注目されず、専門性の必要な分野であるという認識も低かった。１９８０年代に海外からＧＰや Family Practitioner の概念が本格的に取り入れられるようになった頃に、一般的な開業医とは違う新たな概念として用いられるようになった名称だ。

また、後期研修のコース名や各学会の認定制度も独自の名称を持ち、日本プライマリ・ケア連合学会では、「家庭医療専門医」「プライマリ・ケア医」、日本病院総合診療医学会(4)では「日本病院総合診療医学会認定医」といった名称を使っている。こうした名称混在と定義のあいまいさは、研修医が後期研修のコースを選択するときに混乱を招きかねないのも事実だ。

では、「総合診療専門医」の認定とともにこれらがすっきり解消されるのかというと、それもまだ未知数。これまで出会った医師たちを見ると、医師自身が自分のアイデンティティをどうとらえているかで、家庭医を名乗るか総合診療医を名乗るかが決まるようだ。「家庭医」は患者に寄り添う医師というイメージがあるので、個人的には残ってほしい名称である。

(4) 一般社団法人 日本病院総合診療医学会
病院総合診療医(Hospitalist)を育成することを目的に１９８８年設立。

医師不足と医療費抑制の問題

現代の日本の医療制度が抱える問題は根深い。国民皆保険制度をはじめとする医療保険財政のひっ迫、地方における医師不足や偏在、医療・介護難民の発生などはどれも一朝一夕に解決できる問題ではない。政府は、団塊の世代が75歳以上の後期高齢者となる2025年までに、地域の医療・介護を地域で支える「地域包括ケアシステム」の実現を目指しているが、システムの中核を担う医療者の確保や育成については整備が遅れているのが現状だ。

政府や自治体のなかには、総合診療専門医の認定が医師不足・偏在の解消や医療費抑制に劇的な効果を上げるのではないかという考えもある。幅広い診療科のコモンディジーズ（風邪や腹痛などのありふれた病気）を一人で診ることができる総合診療専門医を医療過疎地の診療所に派遣することで、各専門科の医師を何人も抱えるよりも効率的だというのだ。

また、一人の患者がいくつもの病院を掛け持ちする「多受診」や、医師に不満を持ち次々と主治医を変える「ドクターショッピング」などは、診療や検査、投薬の重複を招き、医療保険財政を圧迫している。これらも総合診療専門医がかかりつけ医となることで検査や投薬の無駄が省けると考えられている。

実際に、地方都市の診療所に家庭医が赴任したことで地域の医療体制がスリム化したという事例はある。医療費が抑制されただけでなく患者満足度も向上するなど、その実績には目を見はるものがある。地域の一次医療を家庭医や総合診療医が担うことには一定の効果が見られ、そこに期待する自治体は少なくない。総合診療専門医の認定は、日本の医療が抱えるさまざまな問題を解決する施策のひとつになると期待されているのだ。

しかし、医師の養成には時間と労力がかかるものである。特に、幅広く高度な知識や技術を要し、人間的資質も高めなければならない総合診療専門医は、そう簡単に養成できるものではない。スキルの低い医師を大量に輩出することは、かえってプライマリ・ケアや家庭医・総合診療医の普及の妨げになる。患者に信頼される総合診療専門医の育成を急ぐことは重要だが、その数がある程度増えるまでは既存の医療システムとの共存・併用も考えていかなければならないだろう。

地域包括ケアシステムとかかりつけ医

「地域包括ケアシステム(5)」とは、従来の病院完結型医療から地域完結型医療へのシフトにともない、介護が必要になった高齢者も住み慣れた自宅や地域で暮らし続けられるように、住まい・医療・介護・予防・生活支援の5つのサービスを一体的に受けられる支援体制のことだ。厚労省では、団塊の世代が75歳以上となる2025年をめ

(5) 厚生労働省「地域包括ケアシステム」http://www.mhlw.go.jp/stf/seisakunitsuite/bunya/hukushi_kaigo/kaigo_koureisha/chiiki-houkatsu/

どに、重度な要介護状態となっても住み慣れた地域で自分らしい暮らしを人生の最後まで続けることができるよう、地域包括ケアシステムの実現を目指している。

地域包括ケアシステムでは、高齢者の日常の医療を担当するのは地域の「かかりつけ医」や地域の連携病院とし、かかりつけ医がコンダクター的な役割を担って地域のリーダーになることを想定している。在宅医療もかかりつけ医が中心となって推進すべきと考えられている。かかりつけ医となるのは家庭医とは限らないが、複数の病気を持つ高齢者の診療や介護・福祉関連スタッフとの多職種連携などは、家庭医の得意とするところであり、家庭医や家庭医療の認知度を高めていくことは、地域包括ケアシステムの実現にとって重要な要素になると思われる。

第1章

診療の現場

第1章

1

山間部の診療所

〜滋賀県長浜市野瀬町　浅井東診療所〜

1　郷里の診療所で家庭医療を実践

戦国武将のお膝元・長浜市

滋賀県長浜市。琵琶湖の北東に面することから湖北地方と呼ばれるこの地は、羽柴秀吉（豊臣秀吉）が長浜城を築城して以来、北国街道や琵琶湖水運の要衝として栄えた城下町だが、それ以前は小谷城を居城とする浅井長政《あざいながまさ》が治める土地だった。長政は織田信長の妹・お市の方を妻に迎え、その後「姉川の戦い」で信長を相手に一戦交えたことで知られている。姉川の合戦の3年後、信長軍に敗れた浅井家は滅亡するが、市内には小谷城跡や姉川古戦場など浅井氏の往事を忍ぶ名所・旧跡が数多く残されている。

浅井東診療所のある長浜市野瀬町は、琵琶湖を望むJR長浜駅から車で約30分、伊吹山地の西端に位置する七尾山の麓から草野川に沿って谷をさかのぼったところにある。２００６年の市町村合併で現在の町名になったが、かつては浅井氏の所領であったことから浅井町と呼ばれていた。戦国武将の名を持つ由緒ある地名も、現在は診療所や小中学校、郵便局などに見られるだけだ。
武将ゆかりの地にふさわしく、一帯には代々続く名家・旧家が多い。立派な門構えや土蔵を持つ古い屋敷は江戸時代末期に建てられたものだという。深い緑に囲まれ、清流が注ぐ山間部の集落で、歴史と伝統を大切にする人々の暮らしが穏やかに営まれている。

町民の暮らしを支えてきた診療所を引き継ぐ

国保診療所である浅井東診療所は、もとは旧浅井町上草野地区にあった。２００３年、名古屋市の医療法人「あいち診療会」が運営を引き継ぎ現在の場所に移転、「あざいリハビリテーションクリニック」に名称が変わった。しかしこれも存続が危うくなり、２０１２年にあいち診療会は浅井地区からの撤退を決定。北海道家庭医療学センターが事業を継承し(1)、現在は家庭医が常駐する診療所として運営されている。

今回取材をお願いした松井善典医師は、この地に代々続く旧家の六代目として浅井地区で育った。滋賀医科大学医学部を卒業後、北海道室蘭市の日鋼記念病院で初期研修、北海道家庭医療学センターで後期研修を修了し、家庭医の道を順調に歩んでいた。２０１２年当時、北海道家庭医療学センターのフェローとして北海道更別村国民健康保険診療所副所長を勤めていた松井医師は、生まれ育った関西で家庭医療を実践した

(1) 指定管理者制度導入により医療法人若草ファミリークリニック（北海道・登別市）が運営。

いと思い、盟友である宮地純一郎医師とともにあざいリハビリテーションクリニックへ赴任、事業継承後は松井医師を所長、宮地医師を副所長とする新生・浅井東診療所に生まれ変わった。

「関西で家庭医療を実践することは長年の目標でした。しかも、もとの浅井東診療所は僕が子どもの頃から通っていたとても馴染みのある診療所です。あいち診療会が撤退し、自分たちが引き継ぐうえでは、地域の人たちに長年親しまれてきた浅井東診療所の名称を復活させたいと思いました」

継承するにあたり、松井医師と宮地医師は浅井東診療所を独立開業ではなく北海道家庭医療学センターのサイトのひとつとして位置づけることにした。これにより教育・研修やマネジメント面でのバックアップ体制を確保でき、後期研修医の受け入れが容易になるからだ。２０１５年、松井医師は関西圏の医師たちと関西家庭医療学センター(2)を立ち上げ、浅井東診療所、京都市の中小病院、大阪市の大病院をフィールドにした家庭医療学専門コースを設置。北海道家庭医療学センターと提携した教育プログラムを提供している。

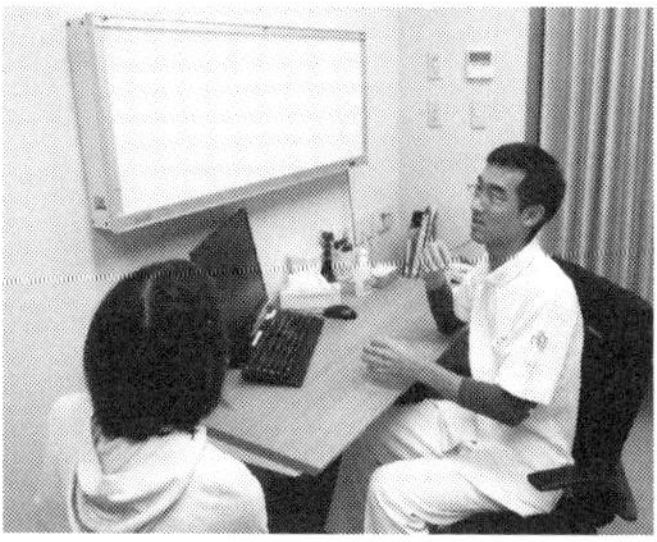

現在の浅井東診療所は、松井所長・宮地副所長に加え、２０１５年４月から関西家庭医療学センター専攻医の荒隆紀医師が常勤し３人体制で運営されている。診療所に

(2) 関西家庭医療学センター
浅井東診療所、医療法人社団 淀さんせん会 金井病院、大阪赤十字病院により設立。関西における家庭医・総合診療医の育成を目指す。
http://www.kansai-fm.jp/

は通所リハビリテーション施設「デイケアくさの川」が併設され、介護福祉士や理学療法士も在籍している。

利用者は野瀬町をはじめ近隣の高山、寺師、草野、鍛冶屋など谷沿いに広がる集落の住民がほとんどで、高齢者と小児の比率が高いのが特徴だ。松井医師が外来や往診で顔を合わせる患者の中には、幼い頃から顔なじみで家族同然の付き合いという人も少なくないという。

2 それぞれの暮らし、それぞれの事情

二人一組で生活を維持する老夫婦

取材に訪れたのは11月の初旬。この日は朝から冷たい小雨が降っており、谷の両側の山並みは中腹から上が濃い雨雲に覆われていた。

午前中の訪問診療は松井医師の担当で、診療所に到着した朝の8時30分にはすでに

同行する看護師と当日の段取りを打ち合わせていた。今日は９時から12時までの間に５件ほど回ることになっており、ほとんどの患者がインフルエンザの予防接種を予定している。グループホームでは９名の入居者に予防接種をするため注射器などの器具も多めに用意する。

また、この日はたまたま地元の女子中学生が、授業の一環で職場見学に訪れていた。松井医師は彼女も訪問診療に同行させ、医療の現場を体験させることにした。母親が看護師で、自分も医療の道を目指しているという彼女に、松井医師も看護師も「頼もしい」と顔をほころばせる。

いつもより多めの人数が診療所の車に乗り込み、車一台がやっと通れるぐらいの狭い坂道を慣れた運転で走り抜けていく。側溝のある狭い道や急な曲がり角の多い山間部で訪問診療を行うには、高度な運転テクニックが必須のようだ。

一件目の訪問先は80代の夫婦。夫は特に大きな病気もなく元気なのだが、軽度の認知症があり日常生活に若干の支障がある。一方妻は、足が不自由なため室内でも車いすを利用している。近隣の県に息子が住んでおり、時折母親に電話をして二人の様子を聞いているという。息子は気になることがあるとＡ４の紙にそれを書き出し、両親宅にファクスで送る。送られたファクスはリビングのボードに貼っておき、往診に来た医師がそれを見て対応するという仕組みだ。この日は目薬がなくなりそうなので補充してほしいと書かれたメモが松井医師に渡された。

松井医師と看護師は、二人に絶えず話しかけ会話の中から普段の様子を聞き出していく。夫は、前回の訪問時に肘の滑液包炎(3)を訴え、穿刺により水を抜く処置を受けていた。今はテーブルに肘をついても痛みはないという。松井医師は夫の肘の具合を見ながら「ここに溜まっていた水が悪さしていたんだね。今は腫れも引いているから良好だと思うよ」と経過を説明する。夫は陽気な性格でおしゃべり好き。診察を受けながら見学の女子中学生にも気さくに話しかけ、琵琶湖の郷土料理にまつわる思い出などを聞かせた。妻も、それに合わせてポツポツと口を開く。家のすぐ隣は松井医師が子どもの頃通っていた小学校だという。数年前に統廃合され今は使われていないが、松井少年は毎日この家の前を通って登下校していたそうだ。そんな他愛もない話題に花を咲かせている合間に、看護師は手際よくインフルエンザの予防注射を済ませていく。

松井医師は「このご夫婦は、二人で暮らしているからこそ生活が維持できるんです。どちらかが入院したり、あるいは二人とも認知症になったりしたらたちまち自立できなくなる。離れて暮らす息子さんもそこが一番心配なところでしょう。だからこそ、普段の生活をしっかり観察して小さな兆候も見逃さないようにしなければ」と話す。高齢者世帯では、夫婦二人が補い合うことでようやく自立を維持しているケー

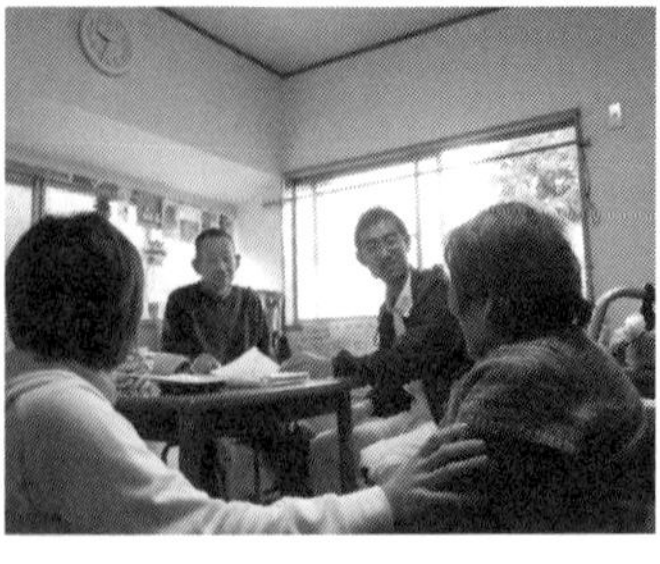

(3) 滑液包炎
関節の周囲にある滑液で満たされた嚢状の腔（滑液包）の炎症。一般的には穿刺（注射器など）で中の液体を抜いて治療する。

スが少なくない。だがそれはいつ崩壊してもおかしくない危うさを含んでおり、在宅医療を担う医師や看護師にとっては、ちょっとした変化も見逃すことはできないのだ。

93歳、たった一人で屋敷を守る

次に訪れたのは93歳の女性患者。150年以上前に建てられたという古い日本家屋に一人で暮らしている。大きな木の門扉をくぐると左手に土蔵がそびえ、板塀に囲まれた敷地に低い瓦屋根を持つ屋敷が堂々とした風情を見せている。

ふすまで仕切られた座敷の一画にその患者の居室はあった。畳の部屋の中央に介護用ベッドがあり、その横に車いすが置かれている。要介護4（生活の広範囲に介護が必要）の状態で、日中はほとんどベッドから離れることができず、毎日通ってくるホームヘルパーに身の回りの世話をしてもらっているほか、隔週の土日に特別養護老人ホームの短期入所生活介護（ショートステイ）を利用している。認知症はないが耳が遠く、話をするには耳元で大声を出さなければならない。小柄な体はほっそりと痩せているが、名家の女主人だけあって物腰や話し方には凛とした佇まいが残されていた。

松井医師はまず室内の温度を気にした。部屋の片隅に置かれたストーブが点火されているのを見て「ストーブは誰が点けるの？」と尋ねる。「朝一番にやってくるヘルパーさんが８時頃に点けてくれる」「じゃあ、それまでは寒いね」といった会話が続く。

在宅医療は患者の生活環境や日常生活の様子を直接目にすることができる点が大きなメリットだ。高齢者は夏の暑さも冬の寒さも危険をともなうため、室内の温度管理は重要なチェックポイントとなる。

診察の間、老婦人はしきりに「先のことが心配だ」と口にした。自分の病気のことではなく、今住んでいる家屋敷のことである。彼女は20年ほど前に夫を亡くしてから広い家屋敷を一人で守ってきた。90を過ぎて心身ともに弱り日常生活の自立度も低下しているため、通常なら介護福祉施設などへの入所を考えてもいい状況だ。しかし、自分が施設に入ってしまうとこの家を守る者がいなくなる。二人の息子はどちらも遠方で暮らしており、今のところ戻ってくる予定はない。今後のことは息子や親族と相談しているものの先の見通しは立っていないという。本当は亡くなった夫のもとへ早く行きたいのだが、この家の行く末がはっきりするまでは死ぬわけにもいかない。そんな話を不満とも嘆きともつかない口調で語る。看護師も「屋敷があるとかえって大変やね」と声をかけた。

松井医師は「自分で建てた家なら好きなように処分もできるけど、何世代も受け継いできた土地と家屋敷を自分の代で放棄することはできないんです。古い家に暮らす高齢者にはそういう事情を抱えた人が少なくありません。」と話す。家を継ぐ者がいないから施設に入ることもできない。歴史ある町ならではの悩みといえるだろう。

また、老婦人は隔週で利用しているショートステイについても不満をもらした。休憩時間などに他の宿泊者が話しかけてくるのがうっとうしいようだ。「私は静かに本を読んでいたいのに世間話に付き合わされるのは嫌だ。リハビリでグルグル歩き回ったりするのも嫌い。お泊まりをやめることはできないかしら？」と訴えた。松井医師は「介護保険は本人の希望通りにやるのが基本だから、やめたいと思えばやめられますよ」と答えたうえで、「でも、ケアマネさんやご家族とも相談しないとね」と続けた。

そもそもショートステイを勧めたのは息子たちだった。毎日ヘルパーが来ているとはいえ、24時間付き添っているわけではない。ずっと家に閉じこもっているのも心配だし、施設なら気分転換にもなり、スタッフの目配りも行き届いているだろうと考えたようだ。もうひとつの理由は予防線である。ケガや病気などで自宅で暮らせなくなったとき、しばらく療養する場として施設を利用することがあるのだが、普段からショートステイなどを利用していないと急には申し込めない場合もあるという。松井医師は「お気持ちは分かりましたので、まずはケアマネさんに連絡しておきますね。近いうちに息子さんにも連絡を取ってどうするか相談しましょう。それまではもうしばらくショートステイを続けることになりますが、大丈夫ですか？」と話し、老婦人は「よろしくお願いします」と頭を下げた。

ここでの滞在時間は30分ほどだが、その間にさまざまな会話が重ねられていった。医師や看護師を信頼しているその患者は、将来の不安から日常のささいなことまで思いつくままに口にする。その一つひとつに丁寧に応じながら、本人の置かれている状況や心情を読み取り、希望に沿った療養の形態を一緒に考えていくのが在宅医療における家庭医の役割なのだ。

3　看取りを迎える家族の苦悩

食べ物が飲み込めない90代の女性

午前中の訪問診療を終えた松井医師は「もう一件寄るところがある」と言って再び車を走らせた。向かったのは浅井東診療所が嘱託で受け持っている特別養護老人ホームである。あざいリハビリテーションクリニックから引き継ぎ、週2回の診察を担当している。今日は、入居者の一人である患者Kさんの家族と家族会議を行う予定になっていた。

Kさんは90歳を超える女性で、数年前に入所。最近はほとんど寝たきりの状態である。二人の娘がいるが、主に見舞いに来るのは妹の方で、食事の介助などをしていた。

数日前に誤嚥性肺炎⑷を起こし、診療所の荒医師が緊急で往診に出向いた。症状は一応治まったものの、認知症が進んでいるため意識がはっきりせず、食事をさせることも難しい状態になっている。

「高齢になると喉の筋肉が弱り、ほとんどの人が嚥下障害になります。飲み込む力がなくなるので、食べ物も飲み物もすべて肺へ流れ込んでしまい肺炎を繰り返す人もいる。おそらくKさんも口から食べ物を摂取することができない状態でしょう。では、食べられなくなったらどうするのか？　そういう話をご家族の方と話し合うための会議です」と松井医師。

特養ホームに着くと、松井医師はスタッフルームに直行し、看護主任の金森暢子さんから詳しい報告を受けた。金森さんによると、Kさんはかなり前から嚥下障害があり、食事も流動食にしているが、それでも飲み込めないことが多く食事の量が減っているという。さらに認知症も進み、一昨日あたりからは口が常に開いている状態で、噛むことも飲み込むこともできなくなっている。連日見舞いに来ている次女も「今まで保ったことが奇跡」と話しており、ある程度の覚悟はできているようだ。今日は、今後の対応について話し合うため長女と次女両方に来てもらっているということだった。

松井医師はKさんの病室に向かい、Kさんの様子を確認した後、ベッドサイドに付き添っていた姉妹を促して別室へ向かった。誰もいない静かな場所で話した方がよい

⑷食べ物や飲みものを飲み込む動作（嚥下：えんげ）が正しく働かないことで食べ物や飲み物、唾液などが誤って気管や気管支内に入り、それとともに細菌が肺に流れ込んで生じる肺炎。

と判断したのだ。ここまでついてきた見学の女子中学生は「ちょっとシビアな話になるから、看護師さんと一緒にスタッフルームで待っててください」と指示され引き返していった。

老衰へ向かいつつあるKさん

金森さんとともに姉妹を前にした松井医師は静かに話し始めた。まずはKさんの容態を説明し、食べられず飲み込めない状態であること、食べられない人のために胃瘻《いろう》(5)という処置をとることがあるが、Kさんの場合は90歳という年齢もあり、胃瘻で食べ物を直接送り込んだとしても寿命をどれぐらい伸ばすことができるのか、あるいはそうしてまで伸ばすことにどのような意味があるのかを考える必要があることを説明した。もし、このまま何も処置せずにいると少しずつ体力が落ち、いずれ静かに息を引き取るだろう。つまりは「老衰」である。ここまで話してから松井医師は二人の言葉を待った。

二人の娘の反応はそれぞれ異なった。「じゃあ、私から……」と話し始めたのは妹の方だ。彼女は毎日のように母を見舞い、急速に弱っていく様子を間近に見てきた。「食事の介助を続けてきたけど、これ以上無理なら仕方がない。後はできるだけ苦しまないように逝かせてあげたい」としっかりした口調で語った。

(5) 腹壁を切開して胃内に管を通し食物や水分や医薬品を流入させ投与するための処置。人工的水分栄養補給法ともいう。

姉の考えは少し違うようだった。住まいが遠いためひんぱんに見舞うことができず、久しぶりに母の姿を目の当たりにしてショックを受けたという。食べられないのなら仕方がないが、何もせずただ見ているのは忍びない。せめて水だけでも、あるいは点滴でもいいから何か処置することはできないのかと訴えた。

認知症の末期は「呼吸困難」と「嚥下障害」が主な症状であり、患者が食べられないことや生命を維持する能力を失っていく事実と対峙することが家族にとって大きな苦痛になる。そのため、医療者の積極的な意志決定サポートは重要だ。松井医師も金森さんも、この面談が家族にとっていかに大切かは十分心得ていることだった。

3つの苦しみと最後の一段

二人の話を聞き終えた松井医師は「何もしないことを選択するのはとても勇気のいることです」と切り出し、「胃瘻、点滴、皮下注射など、やれることはいくつかあります。家族にやってほしいと言われれば医師としてやれます。ですが、その前に『3つの苦しみ』についてお話ししたいと思います」と言った。

3つの苦しみとは、処置を施すことによってもたらされる苦しみのことである。まずひとつは本人の苦しみ。現在のKさんは寝たきりでありほとんどエネルギーを必要としていない。体内に蓄えている栄養分や水分を消費しながら穏やかな状態を維持している。肌にもまだ張りやツヤが見られ、体内の栄養分と水分がちょうどよいバランスで回っているのだ。ここにあえて外から何かを送り込むと身体的なサイクルが崩れ、送り込まれた分を消費することができず体内に蓄積される可能性がある。つまり「むくみ」が出るのだ。それは本人に新たな苦しみをもたらすことになるかもしれない。

ふたつ目は次女の苦しみ。十分介護の手を尽くしたという納得のもとで「何もしない」という選択をしているのに、処置を施すことでまたしても母を苦しめることになるという苦しみである。

そして3つ目は長女の苦しみ。母のために善かれと思ってやったことが結果的に母を苦しめてしまったという後悔を、この先ずっと抱えていかなければならないかもしれない。

松井医師の話を聞いて、姉妹はいったんは納得したようだった。しかし、頭では理解しても心が追いつかないのか、特に姉の方はまだ表情が曇っている。松井医師も強く説得するわけではなく、二人の心の動きを静かに見守っている。沈黙がしばらく続いた後、松井医師が口を開いた。

「今日、このような機会が持てたことを嬉しく思っています。ここのスタッフも私も、これまでのケアを通じてお二人と一緒に階段を降りてきました。死に向かうKさんと一緒に少しずつ階段を降りてきたのです。その最後の一段も、できることなら自然な形で降りられるようにしてあげたい。私はそう思っています」

その言葉を聞いて涙をこらえられなくなった姉に、松井医師は「どうぞ泣いてください。そのために今、私たちはここにいるのですから」と声をかけた。

肉親の死を受け入れるにはかなりの覚悟がいる。理屈だけで納得できるものではないし、いきなり心を切り替えられるものでもない。姉妹は、その後もしばらくお互いの気持ちをぶつけ合い、涙を流し、内面の痛みと闘っていたが、最後には二人で静かに母を見送ることに決めた。その日の面談は一時間以上に及んだ。

最後のストライクを投げに来てくれる

看護主任の金森さんは、この面談について「ここまで踏み込んでくれる医師は少ない」と語る。「浅井東診療所になってから松井先生や宮地先生がしっかりバックアップしてくれるので、私たちもギリギリまで粘れます。あの姉妹とはこれまでも何度か話し合いを持ちましたが、意見が割れたり、決断できなかったりして手を出しかねるところがありました。Ｋさんの病状を考えるといつまでも中途半端なままにはできず、今回松井先生に最後の調整をお願いしたのです」

医師には患者の病状について家族に説明する責任があるが、今後どうするかは家族が決めるのが一般的だ。Ｋさんの場合もほとんどの内科医は「ご家族で話し合って方針が決まったら連絡してくださいと言うだろうし、それは決して不適切な対応ではない。しかし、家庭医は家族の話し合いに同席し、心の痛みや悲しみに寄り添いながら、後悔やわだかまりを残さずに看取れる道を一緒に探る。

「看取りのできない特養は少なくありません。容態が悪くなったら大きな病院へ入院させるしかないのです。でも、認知症のある患者さんがいよいよというときに病院に行っていろいろな処置をされると、痛みや不安で辛い思いをすることもあります。病院で顔や体がむくみ辛そうな表情で亡くなった方をたくさん見てきましたが、ここではみんなきれいな顔、穏やかな顔で亡くなっていく。それが私たちの誇りです」

1週間後、Kさんは娘たちに見守られながら静かにこの世を去った。二人の姉妹も穏やかな気持ちで見送ることができたという。入所してから最期のときまで連続してケアを続けられることがいい看取りにつながる。最善を尽くし、やれるだけのことを精一杯やったという実感が、看取った後の家族にも平穏な気持ちをもたらす。

「スタッフはできる限りここでお世話してあげたいという思いが強く、そこに家庭医という医師が力強くバックアップしてくれるので、ご家族も納得できる看取りをすることができます。そういう意味では非常に珍しい環境かもしれません」

金森さんは、浅井東診療所の医師たちを「ここぞの一球」を投げに来てくれるピッチャーのようなものだと言った。自分たちでやれることはすべてやり抜き、それでもまだ決着がつかないときに頼りにする最強のクローザーといったところだ。フルカウントでもう後がないという場面で颯爽と登場し、決め球をズバリとストライクゾーンに決める。「先生にお願いするときは、私たちが投げられるコースはすべて投げちゃった後ですからね」とムチャ振りをする金森さんに、松井医師は「ハードル上げないでよ」と苦笑いで返した。

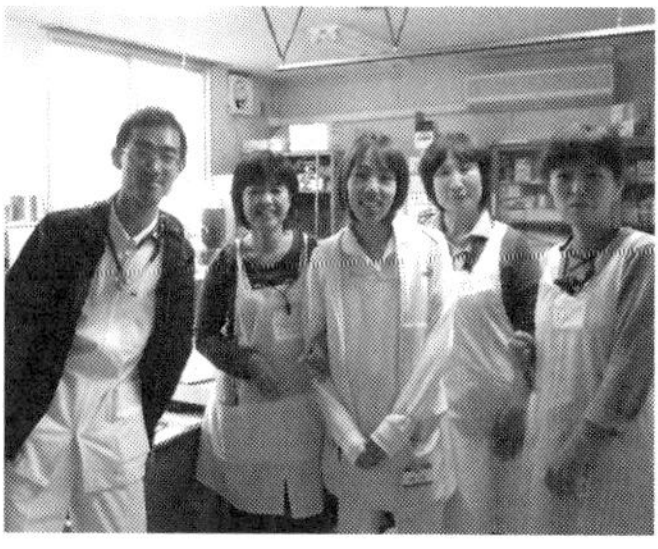

4　治療ではないケア

迷路にはまり込んだ患者

午後の外来は3時から始まる。時期的にインフルエンザの予防接種を受けに来た人も多く、待合室には大勢の患者が順番を待っていた。

娘に付き添われて診察室に入ってきたのは80代の男性。浅井東診療所をかかりつけとしているが、数年前から心臓にペースメーカーを入れており、心臓については長浜市立病院に通っている。さらに、1カ月ほど前に同じ長浜市内の赤十字病院で肺がんの手術を受けた。今日はその経過報告のための来院でもあった。

診療所と二つの病院。それがこの患者を悩ませていた。じつは2日前、肺がんの術後経過を診てもらうために赤十字病院へ行くと、術後の検査結果からがんの再発が懸念されたため抗がん剤治療を勧められたという。ただし、心臓ペースメーカーを入れているのでそちらの主治医とも事前に相談する必要があると言われたらしい。しかし、ペースメーカーと抗がん剤治療にどのような関係があるのか、それをどのように心臓外科の主治医に相談すればいいのか、何を基準に判断すべきなのか、そもそも抗がん剤治療は必須なのかどうか、何かもが不明瞭で整理がつかない。娘さんは「家族に相談するにしても、何がどういう状況で、何を決めるのかを説明することさえできない」と途方に暮れていた。

松井医師も状況を把握できずに苦戦を強いられた。自分が何を求められているのかつかめないのだ。かかりつけ医として担当医からの説明を代わりに聞いてほしいのか、抗がん剤の治療をすべきかどうかのアドバイスがほしいのか。いろいろ質問を投げかけてみると、どうやら娘さんは「結局よく分からないので家庭医にすべて任せたい」と考えているようだった。抗がん剤の治療も診療所で投与してもらえないかというのだ。抗がん剤には点滴ではなく飲み薬もあると聞いているので、飲み薬なら診療所でも出してもらえるだろうと期待していた。

松井医師は一通り話を聞いた後、こじれた糸を解くように情報を整理していった。

まずは娘さんの誤解や勘違いをやんわりと訂正する。抗がん剤にはたしかに点滴と飲み薬の二種類があるが、どれを使うかはがん専門医と相談して決めるべきことであり、松井医師が決められることではない。加えて、松井医師の方から各主治医に連絡をとって患者の状況や今後の方針について話を聞くことは可能であること、そうやって状況を明らかにしてからご家族と相談するのがベストではないかということなどを説明していった。

さらに「治すレベル」についても触れた。松井医師によるとレベルには３段階あり、第一は根治させること。がんに対して最高レベルの治療を施し、がんの根治を目指すものだ。ただし、これには患者や家族に心身ともにかなりの負担がかかる。ふたつ目は、根治ではないがＱＯＬ（Quality of Life：生活の質）を維持、あるいはこれ以上下げない程度の治療である。このレベルを目指すのであれば抗がん剤の種類にも選択の幅が広がる。３つ目は副作用の影響を最も避けるレベルで、体への負担は少ないがＱＯＬが下がるうえに痛みなどの症状も残るかもしれない。抗がん剤治療を行うか否かの二者択一ではなく、患者や家族が納得して選択できるような選択肢をいくつか用意することで考える手がかりを示した。

どんな病気であれ、患者と家族は大きな不安を抱えているものだ。手術は怖い、でも病気は心配、急かされたくない、分かるように説明してほしい、十分に理解してから選択したい……。これらは、医学的視点とは別世界の感情の問題である。松井医師は患者や家族の感情的な反応を否定することなく、不安の原因となる不可解な情報を解き明かし、優先順位を付け、誰に相談すべきなのかはっきりさせることを提案した。そして最後に「その途中で僕にできることがあったらお手伝いしますよ」と付け加えた。

患者や付き添いの家族が上手く説明できないことを解釈するのは難しい。患者の言葉がそのまま手がかりになるわけではなく、表情や仕草など言葉以外の部分にもさまざまな思いがにじみ出ている。松井医師は、言語・非言語のあらゆるコミュニケーション能力を駆使して、患者を迷路から救い出そうと奮闘していた。

患者の向こうにいる家族を診る

午後の診療時間もそろそろ終わる夕方遅く、その女性は診察室に入ってきた。数カ月前から不眠症に悩まされ松井医師にかかっている。睡眠導入剤を処方され一時的に改善していたが、最近再び症状がひどくなり薬の効き方が弱くなっているという。松井医師は時折質問を挟みながら10分ほど話をしたが、仕事のストレスもあるようで、精神的にかなり疲れているらしく言葉に力がない。その様子を敏感に感じ取った松井医師が「何か心配事でも？」と声をかけると、女性は小さな声で「不眠症がひどくなったのは家族の問題が原因かもしれない」と打ち明けた。

話によると、中学生になる下の息子が学校になじめず悩んでいるという。週の初めは元気に登校するのだが、後半になると「具合が悪い」と言って休むことが多くなる。親としては無理に登校させるようなことはせず、黙って見守っている状態だ。夫は仕事で家を空けることが多く、子どもと顔を合わせる機会が少ない。留守を預かる妻として精神的負担はかなり大きいと想像できる。松井医師が診ている患者の後ろには、思春期の悩みを抱える息子と、それを心配する家族の姿が映し出されている。家族関係や家庭内の雰囲気は患者の健康問題に直結し、薬を使って不眠症を治療するだけでは根本的な問題解決にはならない。家族の状況を知ることは家庭医療の重要なアプローチのひとつであり、家族全員の状況を改善することが家庭医療の役割である。

その女性患者にとって大きな救いとなっているのは、夫が息子を決して責めないことだった。後ろめたさから自室に閉じこもるようなことがないよう、学校なんか行かなくても罪悪感を感じる必要はないと話しているそうだ。松井医師が「それはいいことだ。息子さんにとってもすごく心強いと思いますよ」と言うと、彼女の表情がようやく和らいだ。

問題解決の方法論を持っている

この日の夜、すべての仕事を終えた松井医師は30分ほど時間を取り、今日の出来事を振り返ってくれた。真っ先に聞きたかったのは特養ホームでの家族会議の件だが、松井医師によると「あれが家庭医の役割。特別な状況ではない」という。外来でも訪問診療でも、患者が抱える事情は切実で痛々しい。そういう生の感情にさらされていると医師や看護師の方が消耗してしまうのではないか。そんな疑問にも松井医師は「トレーニングを積んでいるから大丈夫」と言う。肉親の死を目前にした家族のうろたえる姿を前にしても、プロフェッショナルとしての対応は少しもブレることがない。その理由は、後期研修のときに徹底的に鍛えられるからだという。家庭医は常に自分を客観視することを訓練する。どんなに緊迫した場面でも、患者や家族が赤裸々な感情をぶつけてきても、もう一人の自分がどこかで状況を冷静に見ている。端から見ると危険なほどハイスピードで突っ走っているようだが、本人は「まだまだノーマルスピード」なのだそうだ。

不眠症に悩む女性のケースも家庭医の役割を象徴する場面である。松井医師は「あれが家族を診るということ」と振り返った。思春期の子どもの悩みに立ち向かう家族の揺れ動く心情に寄り添い、家庭医として自分にできることは何かを問い続けていた。「僕たちは、こういうことを経験して『これは一生やっていく仕事やな』って思えるんです。家族のストーリーを聞き、そこに適切に確実に応えていく。医療面でも精神面でも社会的サポートとしても手を差し伸べられる。家庭医はそういう問題解決の方法論を持っているのです」

※患者および関係者のプライバシーに配慮し一部情報を変更しています。

第1章

2

住宅街のクリニック

〜神奈川県川崎市　多摩ファミリークリニック〜

1　乳児から高齢者まで家族ぐるみでかかりつけ

新宿から20キロ圏内のベッドタウン

神奈川県川崎市多摩区登戸。ＪＲ南部線と小田急小田原線が交差する登戸駅から徒歩7分のところにある多摩ファミリークリニックは、人口の多い住宅地にある都市型の家庭医療専門クリニックである。

南部線沿線は昭和の高度成長期に急発展したエリアで、川崎の臨海工業地帯への通勤者が住まいを構えるベッドタウンだった。今では高齢化が進み古い家屋も目立つ。一方、小田急登戸駅は新宿駅から約20分、新宿を中心とする半径20キロ圏内の中では他の地域に比べて家賃相場が安く、20～30代の若いファミリー層に人気の駅である。駅前広場の再開発が進む一方、駅裏には昔ながらの商店街が残っているなど、新しさと懐かしさが混在する街だ。

院長の大橋博樹医師は東京都中野区の出身。２０００年に獨協大学医学部を卒業後、武蔵野赤十字病院で初期臨床研修を受け、一時はＥＲドクターを目指すものの家庭医療と出会い進路を変更。筑波大学附属病院、亀田メディカルセンターなどの研修を経て、２００６年から川崎市立多摩病院総合診療科に赴任。２０１０年、多摩病院にほど近い現地にファミリークリニックを開院した。現在も多摩病院の総合診療科で外来を担当している。

標榜科は内科、小児科、外科、予防接種・乳児健診のほか禁煙外来や睡眠時無呼吸症候群なども扱う。すぐ近くにも小児科の専門クリニックがあるが、親子受診ができることからこちらを選ぶ患者も少なくないという。現在は大橋医師のほか高木暢医師、堀越健医師の常勤医に加え、多摩病院後期研修（総合・家庭医後期研修プログラム）の専攻医である横川雅敏医師が診療に従事している。また、薬剤師１名が常勤しており、外来患者の処方や服薬指導を担当するほか訪問診療にも同行している。そのほか、多摩病院の小児科の医師や研修医が外来を受け持つ日もある。

白衣を着ないお医者さん

多摩ファミリークリニックの医師たちは白衣を着ていない。胸にカラフルなロゴマークの刺繍が入ったお揃いのボタンダウンシャツにジーンズやチノパンといったいでたちだ。シャツは水色と紺の２色があり、それぞれ自由に選んで着ている。「ファミリーの受診が多いので、威圧感を与えないよう白衣は着ないことにしています。特に子どもは白衣を見ただけで泣くこともあるので」と大橋医師。診察の様子を見ていても白衣ではないことに対する違和感はまったく感じない。カジュアルな服装のドクターは患者にも好評のようだ。

服装だけでなく、患者への接し方も非常にフランクである。初対面の人には名前を名乗って挨拶し、言葉遣いや表情も非常に明るく気さくな感じを漂わせている。子どもに対しては姿勢を低くして同じ目線で語りかけ、高齢者にはできるだけゆっくりと短いセンテンスで順序立てて話す。顔なじみの患者には「最近仕事はどう?」「おばあちゃんは元気?」などと親戚か近所の知り合いのような親しさだ。

家庭医ではなくとも、地域の開業医などは長年付き合いのある患者と世間話をすることもあるだろう。時には専門以外の病気や症状について相談に乗ることもあるはずだ。しかし、ここでは初診の患者にもまったく同じ態度で接している。「たまたま愛想のいい気さくな医師に出会った」というレベルではなく、誰もが高度なコミュニケーション能力を身につけ、院長も専攻医も同じ立ち位置で患者に向かい合っているのだ。

無駄のない構造と情報ツールの活用

クリニックのエントランスを入ると可愛らしいオブジェで飾られた明るい雰囲気の待合室があり、一画にはキッズコーナーも設けられている。主に使われる診察室は2

つで、受付カウンターから2つ並んだ診察室の後ろを通り奥の処置室までを直線でつなぐ通路には、壁際の棚に各種用紙や感染症の検査キットなどの用具がまとめられ、医師や看護師がすぐ取れるよう配慮されている。受付を終えた患者のカルテは予約ありと予約なしの二つの箱に分けられ、予約患者は担当の医師が、予約なしの患者は手の空いた方が受付順に診察していく。診察室通路を行き来するスタッフの間ではさまざまな指示や報告が飛び交い、スピーディかつ効率的に作業をこなしていく。

また、クリニックでは順番待ちを効率化させるために携帯やスマホ、パソコンから予約できるシステムを導入している。待ち時間も手元で確認でき、順番が来るまでに買い物をしたり家で待機していられる。サイトに登録すればインフルエンザの予防接種も予約可能だ。情報ツールの効果的な活用は、毎日多くの外来患者を迎えるクリニックの作業効率化に大いに役立っているようだ。

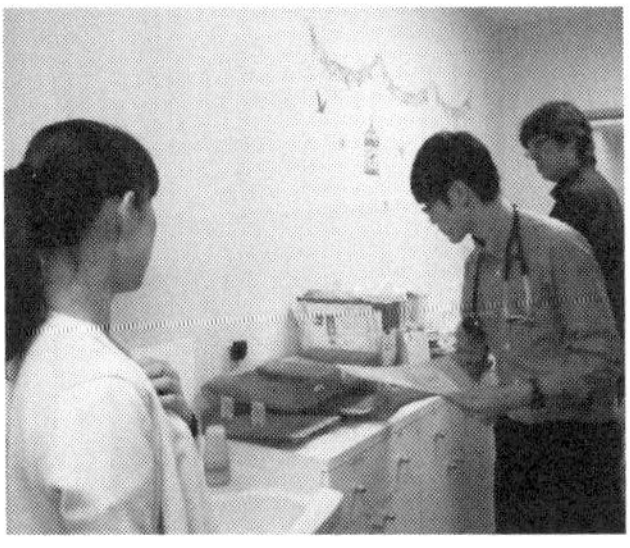

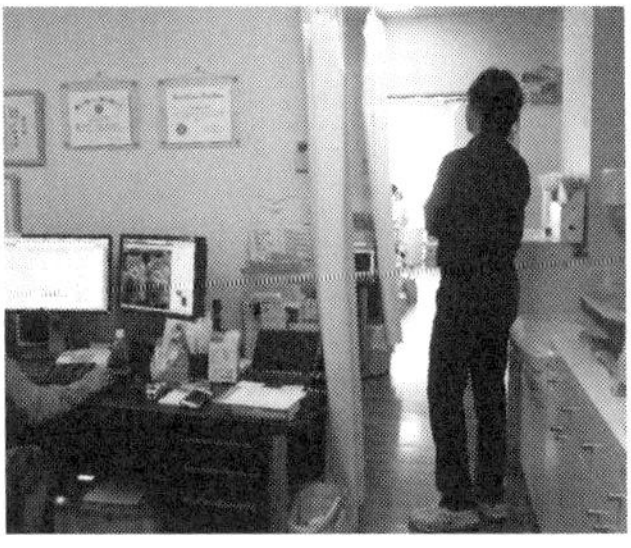

2　1日150人の外来患者

前回の続きから始める会話

取材に訪れた日、開院時間の午前9時より少し前にクリニックへ到着すると、玄関前にはすでに行列ができていた。ベビーカーを押してきた母親、ベビーキャリーに赤ちゃんを抱いた父親、出勤前とおぼしき男性などが並んでいる。地域に密着した人気クリニックの片鱗がすでに感じられる光景だ。

受付開始と同時に待合室には人があふれ、医師や看護師は朝のミーティングを手早く済ませるとそれぞれの持ち場へ向かう。午前中の外来は大橋医師と堀越医師が担当。専攻医の横川医師は、通路を行き来しながら両方の診察室に目を配り、適宜サポートに入る体制だ。

患者層は幅広く、親子連れ、高齢者の夫婦、主婦、OL、大学生、単身赴任先からの出張を利用して2カ月ぶりに来院したという会社員まで、さまざまな年齢や職業の患者が訪れる。1日の外来患者数は約150人。多いときは200人に達し、インフルエンザの予防接種などが集中する時期はさらに増える。２つの診察室で足りないときは奥の処置室なども使って３人体制で診察を行うこともある。必然的に一人あたりの診療時間は３分から５分程度になってしまう。家庭医療では一人ひとりの患者とじっくり向き合うのが基本とされているが、ここではどのように患者との関係性を築いていているのだろうか。

大橋医師は、「患者さんに接する時間が短くても家庭医療の基本である近接性や継続性を維持することはできます。その秘訣は前回の話の続きから始めることです」と話す。例えば、２週間前に頭痛を訴えて来院した20代の女性の場合、まずは前回処方した薬の効き具合を確認。薬がよく効いているようで頭痛は改善しているという。「私は片頭痛なんですか？」という質問に、一般的な頭痛と片頭痛との違いや効果的な薬の飲み方のアドバイスなどをし、頭痛に関する不安や疑問点を解消していく。さらに大橋医師は、職場の様子などもさりげなく聞き出していった。彼女が大手量販店の販売員をしていることは以前の診察時に聞いている。「団体客とか来ると大変じゃない？」「仕事中に頭痛は出ない？」など、具体的な質問を投げかけていく。彼女は、「仕事が忙しいとストレスもあるけど、ここへ来て話をすると安心する」とリラックスした様子で答えていた。最後に「他に何か気になることはありませんか？」と問いかけると、彼女は一瞬戸惑い、「なんて聞いていいのかわからないんだけど……」と前置きしながらも「じつは数日前から膝の裏に痛みがある」と話した。ひどい痛みではないので整形外科に行くべきかどうか迷っているらしい。大橋医師は膝やふくらはぎなどを触診し、足の筋肉が弱っているのではないかと推論した。どうやら立ち仕事が続いたり運動不足が原因のようだ。「整形外科に行くまでもないと思いますよ」と、その場で簡単な筋トレのやり方を教えた。椅子に座った状態で片方ずつ足を上げる動作を左右10セット、これを一日数回行うだけで筋肉の強化につながる。「まずはこれを試してみて、もし改善しないようであればそれから整形外科を受診しても遅くはないでしょう」と、次回の予約を決めた。

女性が帰った後、大橋医師は「おそらく整形外科に行っても同じことを言われると思います。だったらここでまとめて診てあげた方がいい。頭痛の治療に来て、ついでに膝のことも診てもらえる、そのメリットを感じてもらえれば」と語った。たとえ3分、5分の診察でも次の受診時には今日の続きから始められる。短時間でも長期間継続すれば医師と患者の関係は近づき、「かかりつけ」の意識が双方に生まれるのである。彼女の場合も、次回の診察は「膝の具合はその後どうですか?」というところから話が始まるのだろう。

家族ぐるみで知っている

多摩ファミリークリニックには親子受診が多い。親子といっても小児と母親の組み合わせだけでなく、90代の母親と60代の息子が二人で来院するケースもある。大橋医師が二人を診察室に呼び入れると、母親を乗せた車いすを息子が押して入ってきた。母親は視力も聴力もかなり弱ってはいるが、気持ちには張りがあり非常に明るい。診察室に入るなり「先生、おはよう！」と大きな声で挨拶した。大橋医師も「おはようございます」と元気に挨拶を返す。声が大きいのは耳が遠いせいもあり、会話が聞き取れないときは息子が代わりに答える。それでも、「先生、咳してる」と、大橋医師の体調を気遣うなどコミュニケーションには積極的だ。血圧を測ると少し高めだったが、「あまり神経質にならないように」とアドバイス。他にも睡眠の状態や咳・たんなどの状況を確認する。

母親の診察が終わると今度は息子の番だ。こちらも血圧が若干高めで、食事や運動などの生活習慣について指導を行った。咳が出て気になるというので聴診器を当てて呼吸音を聞き、咳止めの薬を処方することにした。大橋医師は、親子関係や日々の暮らし、地域との関わり方なども細かく気遣う。息子が体調を崩せば母親の介護にも影響が出てしまうので、そのあたりは注意深く見守っているようだ。

親子のみならず、兄弟・姉妹での受診も少なくない。まず上の子が通い始め、続いて弟や妹も通うようなる。両親や祖父母まで一家揃ってかかりつけている家族もいる。家庭医は、一人ひとりの健康状態を診るだけでなく、家族関係や日常生活、職場や保育園での様子、最近の出来事まで把握するよう努めている。家族全員がかかりつけていなくても、患者から家族の様子を聞くなどして患者の背景にある家族像をイメージするのだ。

次にやってきたのは1歳8カ月の男児。母親によると1週間ほど前から口の周りが赤くなり、食べ物を口に入れると真っ赤になってしまうという。男の子は診察室に入ってきた瞬間からずっと泣いており、聴診器を当てようとするとますます大声で泣き出した。喉の奥を見るために口を開けようとしても母親にしがみついて顔を背けている。大橋医師はおもちゃを持たせたりして気をそらせ、一瞬の隙を突いて喉の腫れをチェックした。母親は口の周りの赤みと鼻水があることからアレルギーではないかと心配しているようだが、大橋医師は皮膚が荒れているだけだと判断。子どもは食べこぼしやよだれが付くだけで肌荒れを起こす。鼻水止めの薬とステロイド系の塗り薬を出すので、塗り薬は朝晩しっかり「テカテカになるぐらい」塗るようにと指示した。

乳幼児専門タイム

クリニックでは休診日以外は毎日、乳幼児専用の時間帯を設けて乳幼児健診(1)や予防接種(2)を行っている。乳幼児のみを集中して扱うのは、他の患者が持ち込む風邪やインフルエンザなどのウイルスから赤ちゃんを守るためだ。この日の乳幼児タイムは昼休み後の13時45分から1時間程度。予防接種の予約などをした母親が子どもを連れ

(1)乳幼児健康診査
母子保健法第12条及び第13条の規定により市町村が乳幼児に対して行う健康診査。生後1カ月から3〜4カ月、6〜7カ月、9〜10カ月、1才6カ月の健診があり身体や運動能力などの発達状態をチェックする。

(2)生後2カ月頃から受けることができる各種ワクチンの接種。定められた期間内に受ける公費負担のワクチン、保護者が任意で受けさせる有料のワクチンがある。

て次々とやって来る。診察が始まると同時に、２つの診察室から大小さまざまな泣き声が響いてきた。

生後10カ月の赤ちゃんの健診を担当した横川医師。診察ベッドの上に寝かせて手足を動かしたり、顔にハンカチをかけて自分で取り払えるかを見るテストなど、順番に診察項目をチェックしていく。子どもは機嫌良く横川医師に体を預けていた。上下２本ずつの歯が生え始めており、１カ月前から離乳食も開始している。肌や口の周りに荒れが見られるので、塗り薬を続けるよう指導した。「冬場はニットの刺激などでも肌荒れを起こすことがあるので気をつけてください」と付け加える。母親に対しても「疲れてはいませんか？」「眠れていますか？」など声をかけていた。

健診にやって来る子どもたちの反応はじつに多彩だ。診察室に入ったとたん泣き出す子や、母親にしがみついたまま頑として動かない子、何が起きているのか分からずキョトンとしたまま注射を終えてしまう子など個性豊か。端で見ている分には楽しいのだが、泣き叫ぶ子どもをなだめながら注射をするのはなかなか大変だろう。横川医師は「小児科医の中には、自分の子どもの注射だけは他の先生にやってもらうという人もいます。我が子に嫌われたくないのでしょう」と笑う。

小児の診察は、子どもだけでなく母親のケアも重要だと大橋医師は言う。第二子や第三子なら母親にも余裕が出てくるのだが、初めての子を出産したばかりの母親は不安や戸惑いが多い。一人で不安を抱えてストレスにさらされているような場合は表情が硬く言葉も少ない。

「母親がうつやノイローゼの状態になると、子どもへの影響も重大です。診察のときは母親の体調や精神状態を注意深く観察し、必要に応じて保健師や児童相談所などへつなぎます」

診療に積極的に関わる薬剤師

医療法では、「医師が常時3名以上勤務している病院または診療所では専属の薬剤師を置くこととする」と定めている(3)。多摩ファミリークリニックでは、日本プライマリ・ケア連合学会のプライマリ・ケア認定薬剤師の資格を持つ薬剤師の八田重雄氏が常勤しており、その特徴は診療の現場に積極的に関わっていることである。

外来の時間帯、八田氏は診察室後方の通路に待機しながら各診察室の様子をそれとなく観察している。患者の視界に入らないようカーテンの陰に立ち、医師と患者の会話に注意深く聞き耳を立てている。会話の中に薬のことが出てくれば八田氏の出番だ。診察室に入っていき医師と一緒に薬の種類や量、服薬についてその場で検討を始める。診察の段階で医師と薬剤師が意見を交わすことで通常よりも連携の度合いが深く、処方の仕方や服薬のアドバイスなどもきめ細かい。大橋医師は「医師一人で判断するより的確で、しかもスピーディに決められるところがいい」と話す。八田氏は、

(3) 第十八条の厚生労働省令で定める基準は、病院又は医師が常時三人以上勤務する診療所に専属の薬剤師を置くこととする。

外来以外にも訪問診療に同行するなど、クリニック内の多職種連携で重要な役割を果たしている。

将来を視野に入れての家庭医療研修

ところで、常勤の堀越医師と専攻医の横川医師はもともとは家庭医志望ではなかった。二人とも実家が開業医を営んでおり、いずれは家業を継ぐことが予想されるいわゆる二世だ。子どもの頃から父の背中を見ながらプライマリ・ケアの現場を身近に感じ、地域に必要な医療のレベルや質、医師に求められる診療能力などについて直感的に理解している。それが、医学部在学中に家庭医療と出会うことでより明確になった。横川医師は「実家は内科医院です。自分がそこを継ぐことになったとき、家庭医療を看板に掲げるかどうかはまだ分からないけど、たとえ内科であっても家庭医療と変わらない医療サービスを提供していきたい。だから後期研修は総合・家庭医研修コースを選択しました」と語る。内科であれ外科であれ、地域でプライマリ・ケアを担うとなれば家庭医療のエッセンスが必要であることは、身内に開業医のいる医学生や研修医の多くが感じているという。堀越医師も「二世・三世は私立大学の医学部へ進学する率が高いので、同じ感覚を持った人の割合が多い。私大の学生と家庭医療とは親和性があると思います」と話す。もちろん、国公立大の医学部にも家庭医志望の学生はいるが、どちらかというと大学病院や大規模病院の専門医を目指す学生が主流だ。家庭医を志すなら、診療所や小規模医院の現場をよく知っておりプライマリ・ケアの本質を理解している仲間が周りにたくさんいる環境を選ぶことも有効かもしれない。

3　在宅医療の現場で見えてくること

在宅における医師の負担

午前中の診察が終わると、スタッフは建物の3階にある事務所で休憩を取る。医師たちは向かいのコンビニで買ってきた弁当やおにぎりを食べていた。聞けば、ほぼ毎日コンビニ食だとか。忙しさゆえの事情なのだろうが、ふと「医者の不養生」という言葉が浮かぶ。

そんななか、こんな時間にも忙しく働いている医師がいた。在宅医療のチーフを務める高木暢医師である。たくさんの書類を抱え、コピー機に向かっている。午後から訪問診療に出る予定であり、その準備に追われているようだ。大橋医師によると、金曜日の午前中は高木医師を診療から完全に外し、デスクワークに集中させている。「訪問診療は書類を用意したり、介護スタッフとの連絡や調整などの事務作業が多いのです。診療の合間にこなせるような量ではないので、時間を決めて業務に集中できるようにしています」

診療内容に訪問診療を加えている診療所や病院は、最低でも常勤医３名の体制をとっているところが多い。「在宅医療を手がけ、しかも24時間対応するとなると、それぐらいの人員は必要だと思います」と大橋医師。「しかし、ひとつの診療所で３人雇用するには、それだけの患者数が見込める、つまり経営的に成り立っていることが最低条件です。あるいは地域の診療所がグループを組んで共同で在宅患者を診ることもあり得ますが、同じ地域に同じくらいの熱意を持った開業医が３人揃うかというと、それもなかなか難しい。そこに在宅医療に取り組む医師が増えない理由のひとつがあると思います」

在宅医療の内容は多岐にわたり、しかもそれぞれに専門性が高い。慢性疾患や認知症のある高齢者、知的障害や身体障害のある人、重度の神経疾患の患者など、疾病も重度も多様な患者に対応しなければならない。近年は在宅医療の「質」が高度化していることもハードルを上げている。各種カテーテルや人工呼吸器、ストーマ(4)などの管理のほか、がんのターミナルケアも受け持つようであれば医療用麻薬も扱うことに

(4)　消化管や尿路の疾患などにより腹部に便又は尿を排泄するために増設された排泄口。人口肛門・人工膀胱など。

なる。例えば、内科、小児科、外科の開業専門医の3人がグループを作って在宅医療をやろうとしても、3人の医師がそれらに応じたスキルを同レベルで身につけ、なおかつ緻密な情報交換をするのは容易ではないだろう。「医師が3人いれば在宅ができる」といっても実情はそれほど単純ではない。

「臓器別専門の先生方も地域包括ケアシステムや在宅医療の重要性は十分理解していますが、『じゃあ今すぐに自分も』というわけにはいかないはずです。在宅は臓器別専門に比べて教育に時間がかかるし、まずは我々家庭医が先鞭を付け、知見やノウハウ、教育体制などを切り拓いていかなくてはならないだろうと考えています」

服薬指導の重要性

午後は、高木医師と薬剤師の八田氏に同行して訪問診療の現場を取材させていただいた。多摩ファミリークリニックの訪問診療は医師と薬剤師の2人で行うのが特徴だ。病院の病棟に薬剤師が常駐して服薬指導をすることは今では珍しくなくなったが、訪問診療に同行するのはまだまだレアケース。首都圏でも2~3件のクリニックしか例がない。

訪問診療を受けている患者への薬の処方は、医師が診察時に処方したものを提携している調剤薬局に伝え、そこで調剤したものを家族が受け取りに行くか、自宅まで届けてもらう宅配サービスを利用していることが多い。だが高木医師はそこでの医師と薬剤師とのコミュニケーションに問題があることを指摘する。

「医師が薬局の薬剤師さんに『今日訪問した患者さんはこういう感じだったので、こういう薬を処方しました』と言っても細かいニュアンスまではなかなか伝わらない。次に診察してみるとこちらの意図したように飲んでいなかったり、量や飲み方を間違えていることも多々あります」と語る。

例えば、何カ月も前から糖尿病の薬を処方しているのだが、なかなか血糖値のコントロールが上手くいかない患者の場合、「コントロールが悪いなぁと思ってふと後ろを振り返ると、数週間分の薬が山積みのまま置いてあったりするんです」。調剤薬局の薬剤師から副作用について説明され、不安になって飲まなかったという例もあるらしい。薬剤師には薬について説明する義務があり、多くの薬剤師は親切に対応してくれるが、患者自身がよく聞いていなかったり、忘れてしまったり、説明書を読まなかったりすれば情報は正しく伝わらない。

「吸入剤(5)の使い方が間違っていたり、『食後』と書いてあっても一日2回しか食事をしないとか、そういう例はけっこうあります。若い人でも間違えるので、お年寄りはなおさら。家族が管理してくれる家はいいのですが、独り暮らしでは特に難しいですね」

訪問診療に薬剤師が同行する意義は、こうした問題にきめ細かく対応できることに

(5)　薬を霧状に噴出させ、口から吸い込み気管支や肺に作用させる薬。定量噴霧器式のスプレーなどが使われる

ある。患者や家族に丁寧に指導したり、薬の置かれている場所や減り具合、実際に飲むところなどを直接確認できるのが最大のメリットだ。器具は正しく使えているか、緊急の場合にすぐ手に届く場所に置いてあるか、定期的に飲む薬と頓服薬（発熱などの症状が出たときだけ飲む薬）の違いを理解しているかなど、飲み方に関する注意事項は意外と多い。

八田氏は「薬の効用は知っていても『飲ませ方』まで詳しく知っている医師は少ない」と言う。こうした問題は外来の通院患者にも共通することであり、適量をきちんと飲むことは無駄な薬を減らすことにもつながるだろう。

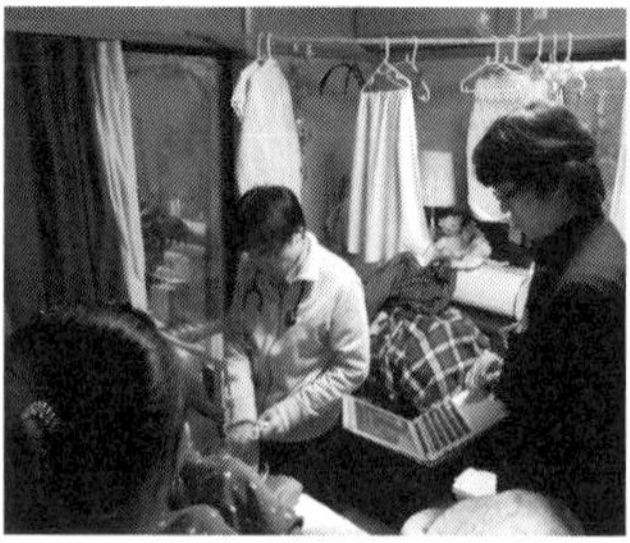

在宅か、施設か

介護が必要だと判断されたとき、在宅介護を選ぶか施設への入所を希望するかは、本人にとっても家族にとっても大きな問題である。自宅で介護をする場合は、訪問看護や訪問診療、ホームヘルパーなどのサービスを利用するにしても、家族への負担は大きく、特に認知症患者の介護は肉体的・精神的疲労が蓄積しやすい。しかし、特別養護老人ホームなどの施設は申し込んでもすぐに入所できるとは限らず、本人が共同生活に順応できるかどうかも分からない。いずれにしろ本人や家族の意向、身体的・精神的状況などを十分考慮しなければならない問題である。

こんな事例がある。認知症のある90過ぎの女性患者は、在宅介護を利用している。これまでは家族が付き添って多摩病院へ通っていたのだが、通院が難しくなってきたためケアマネージャーの紹介で多摩ファミリークリニックの訪問診療に切り替えた。受け持つようになって４カ月ほど経った頃、以前から申し込んでいた特養に空きが出たとのことで急遽入所が決まったという。患者の家族は「来てもらうことになってから半年も経たないのに、なんだか申し訳ない」としきりに恐縮していたが、高木医師は「ご本人にとっても家族にとってもベストな形だと思う」と喜んだ。幸運にも、その施設は自宅から歩いて行ける距離にあり、普段からショートステイを利用していたところだった。特養は希望者が多いため、複数の施設に申し込みをして順番を待つのが現状だ。入所先を自由に選べるわけではなく、自宅から離れた場所に入らなければならないこともある。ショートステイで利用していた施設にそのまま移れるのはかなり恵まれたケースだ。

「慣れている場所だし、職員も顔なじみ。ご家族も見舞いに行きやすい距離なので、家から施設への流れとしては理想的だと思います」

もうひとつの事例は、エレベーターのない古い集合住宅の２階に暮らす親子三人の家庭。70代の夫には認知症があり、妻は手足が不自由で車いす生活のため、一人で外出することはできない。身の回りの世話をしている40代の娘は数年前に脳溢血で倒れ、後遺症で利き手に麻痺がある。娘さんは、「訪問診療をお願いするまでは、母が病院へ行くのも大変でした。エレベーターがないので、介護タクシーを呼んでも玄関からタクシーまでの移動のためにヘルパーを頼まなければならないのです。通院のたびに頼むとそれだけで介護保険の点数(6)を使い切ってしまう。訪問診療してもらえることになって本当に助かっています」と話す。クリニックでは1年ほど前から特養への入所を勧めているのだが、夫がなかなか聞き入れず、ホームヘルパーも嫌がって追い出してしまうほどだ。親子三人それぞれに病気や障がいを抱えているにもかかわらず、現状を打破するための一歩が踏み出せない。高木医師らが定期的に訪問し、なんとか生活を続けている状態だ。

ところが、10日ほど前、夫が心筋梗塞で緊急入院した。心臓カテーテルの手術をすることになったが、医師からは「入院によってご主人の認知症がひどくなる可能性があり、退院できたとしても自宅で生活するのは難しいだろう」と言われた。それを聞いた高木医師は、「やはり施設に入ることを考えた方がいい」と提案した。夫婦二人で同時に入れれば、その方が安心だとも付け加えた。娘さんは「父の病状に目途が立つまでは何とも言えないが、弟や叔父、叔母とも相談してみる」と答えた。

このケースでは、家庭医が施設への入所を勧めるなど積極的に介入することで、行き詰まった家族を次のステップへ導くことができた。しかし、介護の必要な状況なの

(6) 介護保険制度では、「要介護」と「要支援」の違いや区分に応じて利用できるサービスの量の上限が決められている。サービスにかかる費用は金額ではなく「単位」で定められ、通常は「点数」で計算される。

に介護保険を十分に活用できていないこともあるという。介護保険は複雑で難しい制度であるため、誰に相談すればいいかも分からず放置してしまうのだ。「介護保険を申請するには『主治医意見書』(7)を作成しなくてはなりません。主治医意見書を書くのは医者なので、医師の方から患者さんの怪しいシグナルを感じ取って、『介護保険使ってる？　申請しなくていいの？』と聞いてあげないと最初の一歩が踏み出せない。また、介護保険サービスはケアマネージャーやヘルパー、訪問看護師など大勢の人が自分の家に入ってくるので、それを嫌がり敬遠する人もいます。さらには役所の手続きが面倒で途中で投げ出してしまう人も。そこに我々が気づいて、相談に行く相手を紹介したり、スムーズに橋渡ししてあげることが大事なんです」

本当に必要な人ほど支援が行き届いていないケースも少なくないという。家庭医療は、医療や介護の制度からこぼれ落ちてしまった人々に積極的に介入していくことも重要な役割のひとつである。

訪問看護師との会話

クリニックが受け持っている訪問先に脳性麻痺のある人たちが共同で暮らすグループホームがある。20代から50代までの男女6人が入居しており、20人の介護スタッフが介護している。それぞれに主治医（主に小児科専門医(8)）が付いており通院もしている

(7) 要介護認定のため市町村が申請者の心身の状況等について、医学的見地から意見を求めるための書類。主治医がいない場合は市町村が指定する医師の診断を受け意見書を作成する。

(8) 脳性麻痺は出生直後から小児科の専門医が主治医となることから、成人になっても小児科医が担当することが多い。

のだが、施設内での急性疾患や定期的な健診は多摩ファミリークリニックが担当している。脳性麻痺の症状には、ぎこちなさを感じる程度の軽いものから痙縮を起こすほどの重いものまであり、知的障害、行動障害、視覚障害、聴覚障害、けいれん性疾患などの症状がみられる。先天的に体が弱く、病気になりやすい人も多いという。この日も、発熱から発疹、排尿困難などさまざまな症状に対応していた。施設スタッフの一人は「急病のときも救急車を呼ぶより多摩ファミリークリニックに連絡する方が早くて助かる」と語る。

ホームに着いたとき、たまたま訪問看護ステーションの看護師が一人来ていた。高木医師とは顔見知りで「ちょうど良かった」とばかりにその場で情報交換を始める。前々から気がかりだった患者や、問題行動の目立つ患者について熱心に話し合っている。忙しい合間を縫ってのわずかな立ち話もお互いの情報共有につながる貴重な機会なのだろう。和やかな雰囲気ではあるが、無駄のないテキパキとしたやりとりだった。

「患者さんの生活習慣や食事、タバコや飲酒などにどの程度介入するかはとても難しいので、ケアマネージャーや訪問看護師など普段の様子を見ている人たちとの情報共有は重要です」と高木医師。訪問看護師や訪問薬剤師など他の職種のスタッフと連携する場合も、お互いにきちんと役割を果たし、高いレベルの仕事ができる関係を築かないと家庭医療自体が成立しなくなってしまう。多職種連携といっても単にコミュニケーションを円滑にするだけでなく、どのような医療・介護サービスを提供するか、そのためにどのような対応を取るかを明確に共有し実現することは重要である。

最後の訪問を終えクリニックに戻ったのはすっかり日の暮れた午後6時過ぎ。待合室にはまだ大勢の患者が待っており、医師も看護師も他のスタッフも朝と変わらぬ様子で精力的に働き続けていた。

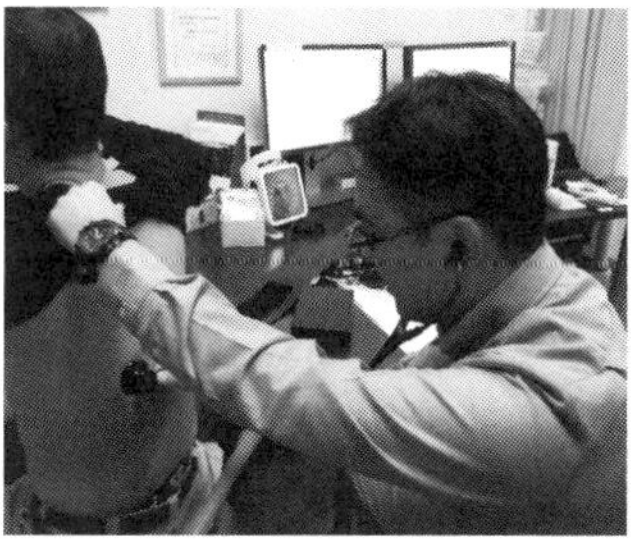

※患者および関係者のプライバシーに配慮し一部情報を変更しています。

第1章

3

病院家庭医

〜北海道札幌市・勤医協札幌病院〜

Interview

佐藤健太 Sato Kenta
北海道勤医協札幌病院　内科科長・副院長

1　第3のスタンス　～病院家庭医～

中規模病院で働く家庭医

北海道札幌市の北海道勤医協札幌病院で内科科長・副院長を務める佐藤健太医師は、自身のことを「病院家庭医」と呼んでいる。正規な名称ではなく自分で名付けたものだ。インターネットで「病院家庭医」を検索しても、トップにくるのは佐藤医師のブログ。全国的にみてもかなりレアな存在といえる。病院家庭医とは一体どのような存在なのだろうか。

皆さんが抱く家庭医のイメージは、診療所で働く医師ではないでしょうか。地域に密着し、ゲートキーパーとしてプライマリ・ケアを実践しながら住民の日常生活を支えていく。何かあればすぐに頼れる地域のかかりつけ医です。地域を指向し、継続的に住民に関わっていくので、そもそも家庭医が病院に勤務しているというのは矛盾しているようにも見えます。

しかし、日本では医療機関の約7割が２００床未満の中規模病院です(1)。２０２５年を見すえた医療政策では、病床を機能分化して一般急性期と亜急性期の病床を増やし、同時に地域包括ケアシステムを構築して急性期を脱した人たちの回復や療養を地域で行おうとしています。とはいえ、地域の診療所や施設の受け入れ枠が今後10年で追いつくとは思えず、急性期の治療を終えた人が中小病院やリハビリ病棟にあふれることは容易に予想されます。また、２０２５年以降増加するであろう高齢者の看取りも、すべてを在宅でまかなうのは難しく、中小病院で最期を迎える人も多いはず。そういう場合に病院で家庭医療を行う能力を持った医師は絶対に必要だと思うのです。

厚生労働省では２０２５年を想定し、旧来の一般病棟を高度急性期・一般急性期・亜急性期に分類し、急性期を脱した回復期（亜急性期）の患者の受け皿となる病床の整備を進めている(2)。特に一般急性期を約35万床、亜急性期を約26万床に増床し、長期療養（28万床）と合わせて地域に密着した病床の確保を目指す。しかし、病院に勤務する医師のほとんどは臓器別専門医であり、家庭医療・老年医学・緩和医療などに精通した医師の数は圧倒的に少なく育成も遅れているのが現状だ。

いわゆる「病院総合医」「総合内科医」と呼ばれる医師たちも、亜急性期や療養に強い人は少ない。逆にリハビリ専門医や緩和ケア医は病態が不安定なまま来た人たちの内科管理が難しい。求められるのは、まさに家庭医がやっていることなのです。

(1) 厚生労働省「平成26年（２０１４）医療施設（静態・動態）調査・病院報告の概況」

(2) 厚生労働省・社会保障審議会　医療保険部会・医療部会「次期診療報酬改定における社会保障・税一体改革関連の基本的な考え方（概要）」（平成25年9月6日）

私が勤医協札幌病院に赴任して5年になりますが、確実にニーズはあるし手応えも感じています。現在の日本の医療システムのなかでは非常に価値があるスタイルではないかと思っています。

家庭医療をベースにした内科

勤医協札幌病院は、札幌市の中心部にほど近い白石区菊水にある。病床数は105床で、内科のほかに外科、整形外科、産婦人科、耳鼻咽喉科、小児科、眼科、皮膚科、神経科・心療内科、リハビリ科、アレルギー科、放射線科、麻酔科を標榜している。

100床規模の病院でマイナー科をほとんど揃えているというのは非常に充実しているのですが、じつは経営的には維持するのが難しいんです。私が赴任したときも内科は血液と糖尿、消化器という偏った科しかなく、同系列である勤医協中央病院（札幌市東区／450床）から定期的にヘルプの医師が来ている状態でした。それ以前は、循環器・呼吸器・消化器それぞれの病棟があり、カテーテル治療なども行っていたのですが、経営的な事情からどんどん縮小し、最後に三つの科が残ってしまったような感じでした。専門科間の連携も取れていないし、外来の効率も悪い。主訴があいまいな患者をとりあえず診てもらう医師もいなくて看護師も困っていました。

しかも、2年後の2013年には勤医協中央病院の新築移転にともない内科の専門医が全員中央病院へ引き上げることが決まっていました。その後の内科をどうするかというプランもまったくない状態だったのです。

しかし、頼ってくる患者さんは多いし、中央病院からの退院経路でもある内科をなくすわけにはいかない。そこで、これを機に内科を専門分化せず家庭医療を基本とする体制をつくることにしました。幸い、院長も当時の内科科長も長年プライマリ・ケアや家庭医療に取り組んできた人たちなので、「家庭医療をベースにした内科」という発想はすぐに受け入れられました。

佐藤医師は内科専門医撤退後の人員確保のため、まず研修制度を整えた。初年度には初期研修の受け入れをスタート、次年度には勤医協中央病院・札幌病院合同の家庭医・総合医後期研修プログラムを導入。研修と子育てを両立できる女性医師のための後期研修プログラムも立ち上げ、総合医と後期研修医で内科病棟と内科総合外来(3)をカバーする体制を築いた。

それでも足りない部分は自分の手でつくっていきました。リハビリのフェローシップもつくり、自分が最初のフェローになりました。赴任したときは最低でも5年はここにいて、体制づくりと教育のための環境を整えることを目標にしていましたが、最近やっと土台が出来上がってきたところです。

(3) 勤医協札幌病院の内科では総合外来のほかに心臓、消化器・肝臓、腎臓、糖尿病・甲状腺、リウマチの専門外来と禁煙外来の予約診療を行っている。

地方の中小都市では医療機関に全科の医師を揃えるのは難しい。人件費が高いうえに効率が低く、過疎の進む小さな市町村では中規模の病院でさえ維持するのが大変だ。実際、財政難に陥った公立病院を家庭医が運営する診療所に切り替えた町の事例もある（第2章第2節参照）。医療資源が乏しい地域ほどメリットがあるのが家庭医療の特徴だが、札幌病院があるのは札幌市の市街地。周囲には専門の診療所や病院が多く、交通の便のよいエリアでもある。そのような立地で、病院内に家庭医を置くことの意義はどこにあるのだろうか。

この病院の一番のメリットは、１００床の病棟があり、マイナー科を揃えていて、後方病院である勤医協中央病院との連携もよく、しかも内科に家庭医療のできる医師がいること。例えば、近隣の診療所や在宅医療をやっている医師たちが自分の患者を入院させたいのだけど、大病院だとある程度の重症度が求められたり、複数疾患なのに主病名だけ治療して戻されたりしてＡＤＬ(4)が著しく落ちてしまうことがあるんです。また、札幌は大都市なので二次医療圏が広く、遠くの病院に入院することになって家族がお見舞いに行くのも大変だとか、そういうケースもあります。

そんななか、この病院では「内科」というくくりだけで入院させることができる。特に高齢者にニーズの高い耳鼻科、眼科、神経・精神科、リハビリ科があり、歯科も隣接しています。専門性の高い疾患から高齢者の総合的な機能までを病院で完結させ、認知症も含めて介護認定を再調整し、リハビリもしてから地域へ帰すことができ

(4) ＡＤＬ（activities of daily living）通常の日常生活に必要な基本的な活動。

るのです。それは、病院という環境があるからこそ可能なのではないかと思います。

病院でも地域性・継続性を実現できる

札幌病院では、外来を受診する患者の約8割が「家が近いから」という理由で来院している。次に多いのが「職場が近いから」という理由で約1割である。

この点は診療所とほぼ同じニーズであり、家庭医療を実践しやすい環境にあるといえます。大規模病院の総合診療科では一人の患者さんを継続的に主治医として診ることが難しく、退院したら関係が途切れてしまうのですが、私たちは退院後も経過を見ながら、年齢や健康状態に合わせて検診を勧めるなどして関係を継続させる工夫をしています。

地域に関わる活動にも積極的に取り組んでいます。介護・施設サービスを札幌二次医療圏全体へ展開している「北海道勤労者在宅医療福祉協会」(5)と定期的に事例検討会を開催。実際に地域で生活し介護を利用している事例をもとに検討を行っています。地域全体への働きかけは在宅法人を通じて間接的に実現しています。

また、勤医協には友の会(6)という利用者の組織があり、会員を対象に医療機関の上手な使い方をレクチャーしたり高齢者向けの勉強会なども行っています。そういう活

(5) 株式会社 北海道勤労者在宅医療福祉協会
http://www.sapporo-zaitaku.jp/

(6) 勤医協札幌病院 友の会
約2万人の会員が健康増進活動を行っている。
http://www.satsubyo.com/tomonokai/

動をしていくと、患者さんが上手にセルフケアできるようになり、たとえ障がいが残っても前向きに受け止めて地域で生活し続けられる。それを私たちが継続的にサポートできれば、病院に勤務しながらも地域に関わる医療が実践できるという好例です。

家庭医療から見た介入の余地

これまで、中小規模以上の病院と家庭医療とは相容れないと考えられてきたので、病院勤務の総合診療医で家庭医を名乗る医師はほとんどいない。家庭医療の研修を受けた医師でも病院では総合医・総合診療医の肩書きで、なおかつ病院内の他の内科専門医と競合する立場に置かれることもしばしばだ。

総合内科が内科としてのアイデンティティを保つには、臓器別専門科と肩を並べるために、治療可能な疾患の診断と治療レベルを高い水準で維持することに研修目標を定めてしまいます。そうすると、「高齢者で認知症があって嚥下障害があり廃用症候群(7)が進行している人の、脳梗塞の後遺症で誤嚥性肺炎を起こして心不全が悪化した」という患者は、内科的に治す余地があるのは軽症の肺炎と心不全。しかし、どうせ治しても原因の脳梗塞後遺症などは戻らないので、すぐに再発して再入院してくる。治療の甲斐はなく、同じような患者で病棟が埋まり、やりがいも達成感も感じられない負け戦のような状況に見えてしまう。テレビに出てくるかっこいい総合診療医

(7)　日常生活で体を動かせなくなったり、寝たきり状態で進行する心身機能の低下、病気、障がいのこと。

をイメージしていた研修医にとっては腕前を発揮する隙もないお手上げ状態になってしまうんです。

ところが、この病院ではそういう人こそ介入の余地がたくさんあると考えています。高齢化の進む地域を診ていると、最もコモンな疾患は認知症です。認知症患者の合併症を診ることができないとどうしようもないし、複数疾患を持つ患者の肺炎だけを治療して退院させても100%戻ってくることが予測できる。地域のなかで完結させるには、再発予防や再発しても患者が苦痛を感じないよう事前に手を打っておく必要があり、内科を超えた涵養が求められます。緩和ケアや患者コミュニケーション、リハビリの視点などさまざまなものが関わってくるので、真面目に向き合えば向き合うほど専門性が深くなるのです。そういう視点を持てる医師がいれば、中小病院の亜急性期・回復期の病棟は決して負け戦なんかじゃない。

急性期病院の専門医が治療した後の、帰る先がない状態でずっとベッドに寝てる人を診るのは、「内科」というくくりの中では専門性が見つけられない。でも、家庭医療だと急性期病院の専門医が忙しくて手が出せなかった介入のツボがいっぱいある状態で来るので、学ぶことはたくさんあるし、患者さんやその家族にも感謝され、スタッフのやりがいも生み出す。それはたぶん総合内科ではなく家庭医療だからこそできることだと思います。

中規模病院の医師というのは、地域に根ざした診療所と高度医療を追求する大規模病院との間で、医療の専門性が見えにくい位置にいる。もちろん、医師たちは自分の能力を惜しみなく注ぎ、与えられた環境のなかで常に最善を尽くしているが、専門性という点で注目されることは少ない。前述のように専門科が偏っていると扱える範囲も限られ、本当に求められている医療が提供できないケースもある。そうしたなかで、自分の存在意義を感じることができない医師もいるのではないだろうか。

中規模病院は医療機関の7割を占めるほどの職場なのに、そこで働いている医師が何をやっているのか誰も知らないというのは、大きな矛盾でないかと思います。私は、そこに「病院家庭医」という新しいポジションをつくりたいと思った。市中の中規模病院を舞台にし、なおかつ地域密着型の医療を実践する病院家庭医は、診療所でも大病院の総合診療科でもない第三のスタンスとして十分成り立つのではないでしょうか。

総合内科というくくりでは地域性や継続性が薄いので、「あなたの専門は何ですか？」と聞かれたら、やはりFamily Medicine（家庭医療学）というのが一番しっくりくる。私は家庭医で、たまたま働いているのが病院です、というイメージ。診療所の家庭医は多くの先輩や同世代の医師たちが頑張っているので、私は中小病院を舞台にした家庭医療の可能性を追求したいと思っています。

2　表は内科、裏では家庭医療

患者が入りやすい入口を残す

佐藤医師は、札幌病院の内科を家庭医と総合医のみで運営する科に作り替えたが、標榜科は内科のままにし、家庭医療という言葉もできるだけ使わないようにしている。

その方が、患者さんのイメージするものに合わせて融通が利くんです。「総合医の診療を受けたい」という人には家庭医療専門医の私が対応するし、「とりあえず内科」という場合は全員内科の医師ですし、複数の病気があってどの科にかかったらいいか分からないときは、まず私たちが全部診てから各科専門医へつないだりします。内科では私たちが受け持つ総合外来のほかに心臓、消化器・肝臓、腎臓、糖尿病・甲状腺、リウマチの専門外来があり、週1回派遣の医師が来て診療を行っています。総合診療科の看板を掲げると内科系だけど専門外来ではない人たちが戸惑ってしまうので、常勤の内科医は「外科以外なら何でも診ます」というぐらいにしておくのがいい。内科として入ってきてもらえれば、後は私たち家庭医が内科以外のコモンディジーズの対応や、検診・ワクチンなどの予防医療の提供、親の介護の相談などもできるので、あまり名称にはこだわらないようにしています。

初診が耳鼻科や整形外科でそこに長く通っている場合も、例えば50代の患者さんならそろそろがん検診が必要だとか、家族関係や職場の立場が変わることで起こるストレスなどが考えられるので、そんなときは私たち内科へ紹介してもらいます。検診については受付窓口が主に扱っているのですが、検診メニューを世代ごとに最適化し各科に浸透させれば、私たちが直接関わらなくても病院全体が家庭医の機能を発揮できることになる。診療所の家庭医は、自分一人で何でもやるのではなく地域にいる多職種と連携して地域全体で完結する包括機能を目指しています。それを病院に置き換えると、総合診療科がプライマリ・ケアを一手に担って頑張るよりも、入口はどこであろうと主治医が誰であろうと、病院全体として包括的・継続的に責任を持つ方が無理がない。今の日本の医療制度に馴染んでいる人たちには、その方がアクセスしやすくなるのです。

内科専門医や他科との関係

表向きの看板は内科のままにしておき、裏ではレベルの高い家庭医療を展開するという手法は、内科専門医や他科の医師との関係にもよい効果をあげています。

他科の先生には私たちの肩書きは一応伝えてありますが、ややこしくて面倒な症例があればまず内科へ投げてくださいと言っています。内科の看板を上手く利用することで総合診療とは何ぞやという定義を説明しなくてもすむので話が早いですね。

よくあるのは、産婦人科に化学療法で入院している人が重症の感染症にかかった場合などに、私たちが副主治医として一緒に診ていくケースです。あくまでも主治医は産婦人科専門医なのですが、それ以外のマイナートラブルはこちらで受け持って、すべてのトラブルが解消されたら戻すという形になります。主治医にとっても患者さんにとってても負担の少ないやり方です。

後方病院との連携は家庭医が得意とするところだが、そこにも病院ならではの効果が現れているようだ。

例えば、肺炎などで入院適応の患者が100人いたとして、そのうちの99人は私たちが診る。それでも無理な難易度の高い症例を後方病院に依頼すると「あそこから来る症例はすごく難しいぞ」と思ってもらえるし、向こうでもやりがいを持って治療に取り組んでくれます。そういう理解が進むとお互いに刺激し合えるいい関係が築けます。

病棟で研修できる家庭医療

２０１６年現在、内科は３人の常勤医と５人の後期研修医で構成されている。後期研修医の多くは家庭医療専門医の志望者だが、なかには血液内科専門医や麻酔科専門医を志望する医師もいる。

将来は内科の専門医になりたいのだけど、その前に1～2年は地域密着型の中小病院でプライマリ・ケアや総合診療を経験したいという人が札幌病院を選んでくれています。麻酔科医を志望している人は、危険な状態の患者さんにも主治医としての信頼を得ながら難しい面談ができる能力や、患者の年齢や合併症を考慮した術前評価のスキルを身につけたいという動機で来ています。

そのとき、私が家庭医を名乗っていないのがすごく都合がよかった。彼らは診療所の家庭医を目指しているわけではないので、家庭医療を学ぶために診療所で1～2年働くのは専門医へのルートを離れることになり、キャリアパス上はブランクになると考えているのです。それが、札幌市内の病院で内科として急性期病棟を担うというのはキャリア形成のブランクにはなりません。そういう意味でも内科の形を保持しているのは非常に効果的でした。

最近は診療所の家庭医が非常に盛り上がっているので、臓器別専門医を目指す人のなかにはアレルギー反応を起こす人もいます。うちへ来た後期研修医も最初は家庭医療にはあまり興味を示さなかったのですが、半年ぐらい経つとどうしても超えられない壁が出てきて、試行錯誤するなかで家庭医療を知り、エッセンスを学ぶことで壁を乗り越えていく。そうやってどんどん垣根が低くなっていくのがすごく面白いですね。
地域医療や家庭医療に興味のない人がここへ来て、診療を通じて家庭医療や病院家庭医の意味を知り、その経験を持ってそれぞれの専門科に進んでくれるのは、私としても嬉しいことです。

将来は診療所の家庭医になりたいのだが、初期研修・後期研修の場所は自分のワークライフバランスに合わせて選びたい。そういうニーズにも対応できるという。

いずれは診療所で家庭医をやりたいんだけど、初期研修後の3～5年は札幌で病棟診療をしながら他科の勉強もして力を付けたい。その間に結婚や出産、育児といったライフイベントもあるだろうから、育児が落ち着いてから地方に行きたいという人もいます。札幌病院の後期研修プログラムはそういうニーズにも応えられます。

札幌病院では研修と子育てを両立できる女性医師のための後期研修プログラム「ゆったりしっかり後期研修プログラム　彩～いろどり～」(8)を設けており、研修医の希望に合わせて4～5年かけて家庭医療専門医を取得できる。

(8) ゆったりしっかり後期研修プログラム　彩～いろどり～ http://www.satsubyo.com/common/pdf/irodori.pdf

家庭医を目指す人は自分ワークライフバランスをしっかり考えている人が多いので、働き方もそれぞれ工夫しています。病棟のフル勤務をする人のほかに、子育てをしながら時短を使って毎日4時に帰る人も常に2人いて、その人は病棟を持たないで当直もやらないのですが、その分外来と往診は他の研修医よりも多く受け持ち、空いている時間で地域活動をするなどして、病棟を担当する医師にもその活動内容を伝えています。研修医集団が全体で家庭医療を実践している。そういう事例は全国でも少ないのではないでしょうか。

3　病院内の多職種連携が変わる

最期まで診ることができる看護

内科の医師がすべて家庭医であることは、看護師たちにも大きな影響を与えた。看護師の世界でも、大学病院でスキルアップを目指す人や、へき地・離島で住民の暮らしを支えることにやりがいを求める人など、キャリアに関する考え方は多種多様だ。だが、医師と同じく市中の中小病院に勤務する看護師は専門性やアイデンティティの面で揺らいでいる人が少なくない。

大規模病院で手術や治療を受け、そこでは入院を続けられずに中小病院へ転院してくる患者さんは、圧倒的に高齢者が多い。家に帰れず、認知症も発症して行き場を失っているような患者さんがそこで急激に悪化して亡くなっていくのを見ると、看護師さんたちは「自分の能力を活かす場がない」と感じるようです。

ところが、ここでは看護師と同じように患者の心情や生活を支える視点を当たり前に持っている家庭医がいるので、以前はカンファレンスではあまり取り上げられなかったような提案が「そう、まさにそれ、よく分かるね」と、見事に話がかみ合って一緒の視点でやっていける。自分たちが問題意識を持ってやっていることは正しいし、誇りを持ってやれる仕事だということが分かるんです。家庭医と一緒に仕事をすると看護の質が向上することを知ると、看護師さんたちの仕事ぶりがみるみる変わっていきました。

例えば大学病院でがんの治療をしていたけど急激に悪化して、でもまだホスピスに行くほどではないので、ホスピスに行くまでの間を診てほしいと頼まれることがあります。正直言って、今までは大学病院を追い出された人の尻ぬぐいという感じも否めなかったのですが、今は緩和ケアをしながら最期まで手を尽くして診ていくことに大きなやりがいを感じています。ご飯を美味しく食べられるようにどうやっていくかを考えたり、もともとかかりつけだったから家族のこともよく知っていて、家族へのメンタルケアもしながら最期までしっかり生きるためのお手伝いができる。そういう場面に立ち会うと「いい医療をしたよね、私たちは」と胸を張って言うことができるのです。

救急車の出動回数を抑える効果も

外来の対応にも変化が出てきました。例えば、ずっと専門外来に通っていた人が20年、30年経つと認知症が出てきて、歩けなくなって、家族に付き添われてきたりするのですが、その家族が入院して付き添えなくなると、今度は救急車で来るようになる。夜中に「お腹が痛い」と訴えて運び込まれてくるのです。それが二度三度と繰り返され、そのたびに救急車を呼んでしまう。そういう事例が増えてくると、救急車の出動回数の増加という地域の問題にまで発展してしまいます。しかし、専門外来の主治医にはどうすることもできない。

佐藤医師たちは、そのような患者にどのように対応したらよいかを検討するため、週１回医師や看護師を含む多職種でカンファレンスを開いている。

カンファレンスのなかで出たのは、たぶんその人は消化器疾患ではなく家族の問題だということ。自分が老いていく不安と、その不安を共有していた家族が入院してしまいグチをいう相手がいなくなった寂しさからだと。だから、その患者さんが来院したときに「ご家族のこと聞いてますよ、大変ですね。いつものお腹の痛みですか？」と、その人の普段の事情を察してあげたり、あるいは週1回程度軽く様子を見るために外来の予約を入れてあげたりすると、救急車の利用がピタリと止まる。時間外に急に来院したときも、看護師が申し送りをして「この人にはこういう対応をしておく」ということを周知させていると驚くほど落ち着くのです。つまり、看護師たちが救急車の乱発を止めて、患者さんの満足度を上げていることになる。そういうことを続けているとみんなもコツを飲み込んでくるので、問題が起きる前に、気になる症例をカンファレンスに上げてくれて、問題が複雑になる前に対応を考えておくことができるようになりました。

多職種連携に相乗効果

私が初期研修でここに来たときには、勤医協中央病院での研修が主で、小児科と産婦人科だけ札幌病院でやっていたのですが、研修医の全員が「ここでは働きたくない」という感想を持って研修を終えました。看護師は暗い顔をしているし、内科の医師はすごく忙しいのになかなか専門医療ができないし、医局の平均年齢は毎年上がってい く。「いつかつぶれる病院」という認識すらありました。でも、後期研修を終えてこ こへ赴任し家庭医療を始めたことで、まず他の職種が変わった。さらに初期研修医や 後期研修医が入ってきて、最初の頃は看護師が研修医との接し方がよく分からずいろ んな問題も起きたのですが、ここ2年ぐらいで大きく変化してきました。後期研修医 が札幌病院を志望する理由は主に2つ。ひとつは、専門医志望だけど主治医としての 能力を身に付けたいというもの。もうひとつは看護師や薬剤師、理学療法士、栄養科 のスタッフなどと一緒に楽しく仕事ができ、多職種連携が充実しているので、この環 境を選んできましたという人がすごく多い。それはたぶん家庭医療と化学反応を起こ した看護師やリハビリスタッフが研修医に積極的に関わっていくからだと思います。 「この研修医の先生はリハビリが話しかけたら喜ぶかな」と間合いを測りながら近づ いていくと、「初めてリハビリの技師に話しかけられました」という感想を持つ研修 医が増えてきて「どうだった?」「なんか同じこと考えてました」「じゃあ、次から相 談しながらやったらいいんじゃないの」なんて感じです。そんな風に他職種や他科を いろいろ巻き込み、全体としての機能を発揮するのも家庭医療らしいなと感じます。

4　ヘルス・プロモーティング・ホスピタル

地域の健康増進を積極的に支援

ＷＨＯ（World Health Organization：世界保健機関）が提唱する活動の一環で、ヘルス・プロモーティング・ホスピタル（Health Promoting Hospital／ＨＰＨ：健康増進活動拠点病院）というものがある。地域住民が健康に働き、暮らすことができる支援的環境づくりを使命とする病院に与えられる認証だ。ヨーロッパを中心に世界で約９００の施設が登録しており、日本では35施設が加入(9)。世界的なネットワークとして急速に広がり、研究発表と参加施設の交流を目的とした国際カンファレンスも毎年開催されている。日本では２００８年に福岡市の千鳥橋病院が日本で初めてＨＰＨに認証された。勤医協札幌病院も国内で９番目に登録している。

ＨＰＨの最大の特徴は、地域の健康増進を診療所ではなく「病院」が担うということ。ベースになるのは患者に対する質の高い包括的な医療と看護サービスを提供するという伝統的な病院の役割ですが、そのうえに３つの柱があり、①患者の治療だけで

(9) ＷＨＯ「日本ＨＰＨネットワーク」（J-HPH）
http://hphnet.jp/
http://www.min-iren.gr.jp/ikei-gakusei/igakusei/zi5_medi/2011/049/mw-ken-49.html

なく健康づくりを支援する、②病院に来ない地域住民に対しても保健衛生活動を行う、③病院で働く職員の健康増進にも取り組む、というもの。

ＨＰＨの活動は普通の急性期病院のように患者が来るのを待って治療だけするというのではなく、自ら地域へ出ていって地域の健康増進（ヘルスプロモーション）に病院として取り組んでいきます。ＨＰＨに認証されるとホームページなどで「うちはＷＨＯの提唱している活動に認証されています」と公表できるし、病院に来る人たちはもちろんのこと、将来の患者候補の人たちにも病気になる前から健康増進に介入していきますよ、という姿勢を見せることができる。大規模病院では医師が地域へ出て行くことはほとんどないので、中小病院が自らの特徴と専門性を世間一般にアピールするにはとてもよい制度だと思います。

特に③で病院スタッフの健康増進を明確に打ち出していることは重要です。ＨＰＨにおける地域（コミュニティ）の定義は土地柄ではなく人の集団を指しているので、病院で働いている職員集団もコミュニティのひとつと見なします。今の中小病院はどこもオーバーワークで、優秀な人材から次々に辞めてしまう状況ですから、ＨＰＨに登録することは病院の基本姿勢を対外的に示すと同時に、人材流出に悩む中小病院にとってはスタッフに向けた大きな行動指針にもなります。

ＨＰＨの活動と家庭医療の共通項

３つの柱の①と②は、まさに家庭医が地域でやろうとしていることと重なります。病院家庭医が単独で「地域に出ていって、ヘルスプロモーションをやろう」と叫んでも、すぐに他科の医師やスタッフの協力を得られるとは限りませんが、ＨＰＨを前面に出すことで余計な摩擦を起こすことなく「地域」や「健康増進への介入」といった意識を日々の活動に取り入れることができます。

ＨＰＨに登録されると、活動内容やその経過をＷＨＯに報告しなければなりません。報告書を書くために「今年はＨＰＨとしてこういう活動を強化します」と管理部会議や全職員会議で取り上げ、地域活動や職員のメンタルヘルス向上などの取り組みを病院全体へ広げることができるようになりました。各科の専門医や事務スタッフもＨＰＨを実践するために自分たちには何ができるかを考え、地域に貢献することを意識するようになります。それは、結果的に病院全体として家庭医療を実現していくことにつながります。

ＨＰＨの活動は、家庭医療や家庭医に馴染みのない人たちにも実質的な家庭医療を体験し理解してもらう機会をつくりだしている。地域に根ざした医療を指向する中小病院がＨＰＨに登録するケースは今後増えていくのではないだろうか。

最後の砦「四次医療」

家庭医療には地域指向性プライマリ・ケア（コミュニティ指向性プライマリ・ケア）という考え方があります。ＨＰＨで地域の健康増進に取り組む際にもこれをやらなければいけないという思いがあり、そのためには私たちがとらえている地域とは何か、対象は誰か、対応はどこまでやるのかを明確に定義し、それに対して何をするかがすごく大事だと考えています。

札幌病院のある札幌市の菊水というところは、明治時代には遊郭があり、戦後は引き揚げ者が豊平川沿いに戻ってきて住み着いた地域。再開発で表通りはきれいになりましたが、若い層が住んでいる都会的なエリアと、古くて壊れかけた家が並ぶエリアに二極化した町並みが混在するところに病院は建っている。また、すぐ隣りには北海道がんセンターがあり、地下鉄やバスなどのアクセスを活かして市内の高次医療機関にも気軽に行ける土地というのもひとつの特徴です。しかし、彼ら貧困層は病気があってもそれらの高次医療にかかる医療費が払えないことも多く、かかれたとしても治療途中で医療費滞納などのために出入り禁止になるケースが少なくありません。また、専門医はあくまで単一疾患の急性期しか診ないため、急性期治療が終わった後は、不安定な病状を抱えたままこの貧困な土地に戻ってきます。

そのような状況を考慮し、無料低額診療制度の採用や、個室ベッドの無料利用などを行いながら、専門医にかかることができない人たちや、専門医療・三次医療からドロップアウトした人たちの最後の砦として診ることを積極的に行っています。私はそれを「四次医療」と呼んでいますが、三次医療の次を自分たちが担っていると思うとすごくやりがいがありますね。

実際、当院には他に行くところがなくて困っている患者さんが大勢来ます。そういう人を診る専門家として多くの診療所の家庭医が頑張っていますが、診療所で診きれない人たちは病院家庭医である自分たちが診なければならないだろうと思っています。

5　5年目、そしてこれから

2025年問題にどう向き合うか

佐藤医師が勤医協札幌病院に赴任して5年が過ぎた（2016年時点）。当初から「最低でも5年はいる」と宣言して着手したさまざまな取り組みも、少しずつ実を結び始めている。

病院をベースに地域に密着した家庭医療を実践するための仕組みは完成しておらず、今もつくっている途中ですが、他科の先生方も含めて自分たちがやっていることに関心や理解を示してくれる人は確実に増えていると感じます。あと、３～５年くらいかければもっと浸透していくでしょう。

２０２５年問題を考えると、最も必要なのは病院家庭医ではないかと思うのですが、家庭医療の中でもまだまだマイノリティです。制度として手が付けられるのもおそらく一番後になるでしょう。でも、それは仕方がない部分もあります。２０２５年は、今医学部にいる2年生が後期研修を終えて一人前の医師になる頃。現在の卒前教育から２０２５年問題は始まっているわけで、それまでにどうやって診療所や在宅を担う人材を育成するかを真剣に考えると、多くの人が「間に合わない」と思っている。行政が言うところの一般急性期、亜急性期、回復期から看取りまでを地域で完結させる地域包括ケアシステムも、そういうところを熟知し、なおかつそこにやりがいを感じて取り組む医師が十分に確保できているとは言えません。その矛盾が限界まで圧縮される頃に病院総合医の概念が確立され世の中に提示されると、プライマリ・ケア連合学会を中心にこれまでやってきた教育・研修・フェローシップなどがそこに合致していることが分かってくるのではないかと思います。

学会では、家庭医療専門医の後期研修を修了した医師たちが、その後どんなところで仕事をしているのかというデータを集めています。家庭医療専門医の資格を持つ人も全国に500人を超えるまでになったので、プライマリ・ケアや地域包括ケアシステムに対する国や地域のニーズが高まり、そこに必要な医師のイメージが明確になってきたところで「そういう人いっぱいいますけど、お手伝いしますか?」という感じになるのが一番いいのかなと思っています。それまでは、「私は家庭医だけど、たまたまキャリアの中で病院で働いています。楽しいですよ」と、そういう言い方をしているんです。

病院家庭医が考えるこれからの在宅医療

札幌病院では訪問診療も行っており、内科以外にも眼科、皮膚科の往診・訪問診療も受け付けている。また、自宅で最期のときを迎えたいと望む終末期の患者のためにターミナルケアも行っている。

病院が行う在宅医療は、診療所でやるのとは方針がまったく違うと考えています。一般的な訪問診療は診療所の家庭医がやるのが一番しっくりくると思いますが、例えば専門性のやや高い不安定な病気を抱えたままだけど、患者や家族は早く退院したいと希望している場合や、主治医が変わるのが不安だから退院したくないという場合などは、入院している病院の医師が継続して在宅医療に当たれるのはメリットが大きい。あるいは、近所に住む患者さんがリハビリに通っていたのだけど通院が難しくなり在宅へ移行するようなときも、「これからは家でのリハビリと闘病になるけれども、今までと同じ主治医が行くから一緒に頑張りましょう」と言うとすごく元気づけられたりします。

逆のパターンもあって、ずっと在宅で診ていた人が入院するときは、病棟の医師や看護師に「私が往診でずっと診てきた患者さんなので、引き続き私が主治医で診ていきます」と言えば話が早く、診療の効率もいいんです。

病院から自宅へ、あるいは自宅から病院へ移動する患者を継続して診ることは、病棟の医師や看護師にもよい影響を与えている。患者にとっては「退院がゴールではない」ことを教えてくれるのだ。

中小病院の病棟看護師のやる気にもつながるのですが、うちのような病院は退院させるのが大変な患者さんが多くて、頑張って退院させたあとに看護師さんがやりがいを感じる場がほとんどないんです。すんなり帰る人は記憶に残らなくて、大変な思いをして帰った人と次に会うときは再入院なので、退院のさせ方が失敗した症例になってしまう。だけど、病棟で担当していた看護師が退院後も訪問に行ったり、主治医が同じ患者を在宅で診ると、自分たちのやってきたことの成果を自分の目で見ることができます。「2カ月前に頑張って退院させた人が今施設で楽しそうに歌ってたよ」なんて話を聞くと、「やっぱりあれで正解だったんだ」と思える。往診に行くと、入院患者よりもっと病状の悪い人が在宅で養生しているので、主治医が「この人退院できるんじゃない？　もっと重い人を在宅で診てるぐらいだから」となって退院調整が一気に進むこともあります。

在宅医との連携

最近は在宅医療専門の医師や診療所が登場していますが、まだ課題は多いのが現状です。しかし、外来でずっと診ていた人が入院して、介護リハビリ病棟に移り、特別養護老人ホームなどの施設に入って往診になっても、一人の主治医が継続して担当し続けられる仕組みをつくるのはすごく意味があると思います。在宅専門のクリニックが増えたとしても、入院が必要になることがあるでしょうし、そのためのバックベッドを用意しておく必要があります。しかし、在宅専門の先生のバックベッドが急性期の大病院だけでは、亜急性期や回復期を過ごす場所が確保できない。在宅でそこをカバーするにはかなり高度な知識や技術、設備が求められます。そういうところに自分たちのような家庭医のいる病院が間に入れるのではないかと考えています。

最近、連携先の診療所のなかでも特に往診に力を入れている先生方から「近くの病院に入院させたい患者がいるんだけど、肺炎と心不全が両方あり得るので、専門科が分かれている大病院には紹介できず困っている」といった問い合わせが増えています。それをこちらで受け入れて、肺炎も心不全も診て、退院前からカンファレンスをして準備を整えたり、施設のショートステイを数週間挟んでから在宅に戻すようなスケジュールを組むと、お互いの良さが分かってくるのではないでしょうか。在宅医と病院の連携のなかで多くの医師が関わり、在宅の在り方やそこで必要な医療を理解している医療者が増えていくというのはすごく意味があることだと思います。

ライフステージの中で循環するキャリア

２０１７年の総合診療専門医認定を控え、家庭医をめぐる状況は未知数の部分が多く残されている。そのなかで病院家庭医のキャリアについて佐藤医師はどのようなビジョンを描いているのだろうか。

今、うちの内科に研修で来ている人たちは全員が家庭医を目指しているわけではなくて、専門医のキャリアを築くなかで、ある期間は家庭医療を学びたい、それも診療所ではなく病院で受けたいという人が結構来ます。そういう人はライフステージやワークライフバランスもしっかり考えていて、現在子育て中の女性医師などは初期研修の途中で子どもを産んで、ご主人の都合で行った帯広で研修を再開し、病院でいろいろ経験をして問題意識を持ってからまた転勤でこっちへきて、今ここで外来と地域医療を担っています。今までやってきた実践を家庭医療の文脈でとらえ直していくのが面白くて、しばらくはここにいるけれどもまた診療所にも行きたいし、診療所で経験を積んだらそれを病院の若手に伝えるように戻ってきたいと考えている。そんな風に循環するキャリアモデルも面白いですね。臓器別専門医の世界ではそういうサイクルは生まれにくい。家庭医だからこそできることだと思います。

第１章

3

佐藤健太 Sato Kenta

北海道勤医協札幌病院　内科科長・副院長

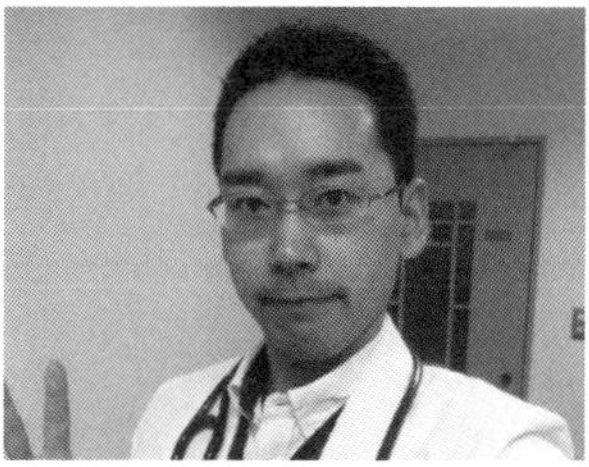

2005年　東北大学医学部卒業
2007年　北海道勤医協中央病院初期研修修了
2008年　道北勤医協一条通病院内科所属
　2009年４月～2011年３月
　東京慈恵会医科大学 教育センター
　「プライマリケア現場の臨床研究者育成」プログラム研修生
　同大学図書館訪問研究員
　2010年１月～2010年３月
　医療福祉生協連家庭医療学開発センター(CFMD)家庭医療·医学教育研修
　2011年　北海道勤医協中央病院総合医コース後期研修修了
2010年３月　道東勤医協 釧路協立病院内科所属
2011年３月　北海道勤医協札幌病院　内科スタッフ
2012年４月　北海道勤医協札幌病院内科病棟医長
2014年４月　北海道勤医協札幌病院内科副科長
2016年４月　北海道勤医協札幌病院内科科長·副院長

第1章

4

家庭医療における診療の特徴

〜患者と家族〜

1　患者中心の医療

疾患と病《やまい》

ほぼすべての人間にとって、病気とは不快なものである。病気は不安と苦しみをもたらし、患者はそこから一刻も早く抜け出したくて医師のもとへ駆け込む。一方、多くの医師にとって病気は仕事の対象である。原因を特定し治療するのが医師の仕事であり、そのために必要な専門的知識や技術を身につけている。患者にとっての病気が日常生活を壊す「経験」であるのに対し、医師は科学的に解明し、科学的手法によって解決すべき「事実」としてとらえる。科学的に正しい医療を提供しているのに、患者の満足度が必ずしも上がらないのは、この認識のズレが原因と考えられる。医師と患者の間で「経験としての病《やまい》」が共有できていないのだ。

家庭医療の父と呼ばれるイアン・マクウィニー(1)は、患者の医学的診断名を「疾患＝Disease」、患者自身による現在の症状や問題の定義を「病＝Illness」としている。

(1) Ian R.McWhinney ウエスタンオンタリオ大学の初代家庭医療学教授

家庭医療学のスタンダードテキストであるマクウィニーの『家庭医療学』(2)には、「医師の人生において中心となる仕事は、病気を理解することと人間を理解すること」と書かれており、医学的に見た「疾患」と、患者の経験である「病」の両面からのアプローチが必要だと説いている。

第1章で紹介した浅井東診療所、多摩ファミリークリニック、勤医協札幌病院の医師たちは、この原則に忠実に則って疾患と病の両方をしっかり受け止めており、その姿はとても自信に満ちている。しかしそれは、単に教わったことを実践しているというよりも、もともと「そうじゃないか」と思っていたことがそのまま家庭医療学の教科書に書いてあり、「やっぱりそうだった」。自分が考えていたことは間違っていなかった」と裏付けられた結果のように見える。拙著『家庭医という選択』でインタビューした家庭医療の先駆者たちはその典型で、自分が理想とする医師像を追い求めた結果家庭医にたどり着いている。今回、取材させていただいた医師たちの多くも、医学部や研修医時代に家庭医療と出会い、子どもの頃から自分が抱いていた医師のイメージがまさしくそこにあったと語っている。

もちろん家庭医以外の専門医も患者の心情や家族の存在をまったく無視しているわけではない。しかし、疾患についてのスペシャリストであるがゆえに、患者の人間性や精神面にまで踏み込む余地がない、あるいは踏み込む必要がないと認識されがちなのではないだろうか。臓器別専門医を目指している研修医たちが、臨床の現場で患者

(2)「マクウィニー家庭医療学」(訳・葛西龍樹・草場鉄周 2013年 ぱーそん書房)
"A Textbook of Family Medicine" Ian R.McWhinney, Thomas Freeman

や家族の生々しい感情に触れたり、医学的アプローチだけでは解決できない問題に直面したとき、その対処方法が家庭医療学の教科書に書いてあり目から鱗が落ちた、という話もよく聞く。それほど、現在の医学教育では患者中心の医療について学ぶ機会が少ないのかもしれない。

コンテクストとは何か

患者の「病の体験」を理解し、「経験」を共有するためのキーワードとなるのがコンテクストである。コンテクストとは一般に「文脈」「背景」「前後関係」などと訳されるが、家庭医療学では患者にまつわる個人的・社会的状況のことをいう。

例えば、頭痛を訴えて来院した患者の場合、脳神経外科の専門医であればまずＣＴやＭＲＩを撮って脳の異常を調べるだろう。だが、頭痛の原因は脳そのものにあるとは限らない。実際、頭痛の原因の多くは「うつ」だったりする。では、そもそもうつになったのはなぜか？　家庭内のトラブルや職場の人間関係、経済的困窮、将来の不安などさまざまな要因が考えられる。頭痛という症状の背景には、疾患とは別の個人的・社会的な事情が横たわっており、患者を取り巻く環境やうつに至るまでのさまざまなプロセスがコンテクストなのである。

浅井東診療所の事例で言えば、広大な屋敷に一人で暮らす90代女性には「先祖代々受け継いだ家を放置するわけにはいかない」というコンテクストがあり、肺がんの術後の対応に戸惑う80代男性とその家族には「家族で話し合うための情報が必要」というコンテクストがあった。松井医師は、医療以外の部分にどのような事情がからんでいるのかを考慮したうえで、患者と一緒になって方針を組み立てていく。

家庭医療の教科書によると、コンテクストは近位と遠位に大別されている。近位のコンテクストは家族や家計、教育、職業、余暇、社会サポートなど、患者の身近な範囲を取り巻く状況を指し、遠位のコンテクストは地理的条件から社会的・歴史的経緯、文化、地球の生態系にまで広がっている(3)。こうしたコンテクストの一つひとつが疾患の発症や増悪《ぞうあく》、患者の「病の体験」の程度や種類にいろいろな角度から影響を与え、患者一人ひとりに対しまったく異なる様相を見せる。同じ疾患でも患者によって体験の仕方が異なり、そこに必要とされる診療も違ってくるわけだ。家庭医は、コンテクストの読み取り方を学ぶと同時にケースバイケースの対応も必要とされ、対応の引き出しを増やすには継続的な努力が求められる(4)。

また、近年はコンテクストよりもさらに患者の情緒的反応に踏み込んだ「ナラティブ・ベイスド・メディスン（Narrative Based Medicine：NBM　物語と対話に基づく医療）(5)」という考え方が注目されている。NBMは医師が読み取るコンテクストとは若干意味合いが異なり、患者自身が病気になった理由や経緯、症状、病気についてどのように考えているかなどを語ることに重点を置いている。対話を通じて医師と患者がより良い

(3)「家庭医療のエッセンス」（ジェネラリスト・マスターズシリーズ⑦　草場鉄周編集　カイ書林　2012年）53頁

(4) 日本プライマリ・ケア学会基本研修ハンドブック「プライマリ・ケア医の一日」（日本プライマリ・ケア学会編集　南山堂　2004年）97頁

(5) 病気を持つ者には物語があり、その患者の病気について対話することが診断プロセスに役立ち、しかもよく聴くこと自体に治療的役割があるという主張。

関係性を築けると同時に、患者自身が自分の体験を物語として語ることで、病によって分断され混乱した自分の体験を意味づけし、混乱を修復することに役立つと言われている(6)。

継続的な患者－医師関係

当然のことながら、患者のことを理解するためにはただ漫然と話を聞いていればよいというわけではない。診療に役立つ有益な情報を効果的に得るには、話の引き出し方、質問の仕方、対話のコントロールなどが必要だ。家庭医療学のテキストには患者－医師関係を築くためのコミュニケーションの方法や手順が詳しく書かれている。さまざまなコンテクストを持つ患者への対応をレクチャーするケーススタディも豊富に紹介されている。人間を理解し、感情や経験を考慮する診療のやり方にはきちんとした科学的根拠があり、家庭医療学の研修では模擬患者や実際の診察を通じてトレーニングを積む。

特に「医療面接（メディカル・インタビュー）」は重要なコミュニケーション手法として取り上げられ、ＯＳＣＥ（Objective Structured Clinical Examination：客観的臨床能力試験）の試験科目のひとつにもなっている。家庭医にとって医療面接はとりわけ重要であり、外来診療では医療面接の技能のレベルが診療の質に直結する。自己流の経験を積むだけでは技

(6)「新・総合診療医学　家庭医療学編　第２版」（藤沼康樹編集　カイ書林　２０１５年）１０９頁

能の上達は望めず、系統的な学習の継続が必要とされている(7)。

医療面接は家庭医に限らずすべての医師にとって必須の技能だが、患者一人ひとりに十分な時間をかけて面接するのは難しい。患者の人となりを把握し疾患の背景にあるコンテクストを読み取るには、相手の話をじっくり聞くことが肝心だが、多くの患者で混み合う病院ではそこまで手が回らないのが実情だ。しかし、マクウィニーは「家庭医は毎回の診察の度にラポール（心が通い合っている状態）を確立するために時間を割く必要がない」と述べている。長期的に継続して患者と関わる家庭医療ではすでにラポールが確立しており、維持することが必要なだけなのだ(8)。

多摩ファミリークリニックの外来診療の場面がこの好例で、3〜5分の短い診察時間でも、継続性による患者－医師関係が見て取れる。定期的に通う慢性疾患の患者はもちろん、数カ月間が開いた患者でも前回の続きから会話を始められるような雰囲気ができあがっている。小児の頃からかかっていたり、家族ぐるみでかかりつけている場合はさらに深い患者－医師関係が構築され、気がかりなことがあれば何でも相談できる相手として患者から頼りにされている。

(7) 前述(4) 7頁
(8) 前述(2) 178頁

2　家族志向性アプローチ

家族全体を一つのシステムとしてとらえる

家庭医療を英語で「ファミリー・プラクティス（Family Practice）」という。このことからも分かるように、家庭医療は家庭（＝家族）との関連を重視した医療として定義されている。家庭医は、目の前にいる患者だけでなく、患者の家族を同時に見ることが最大の特徴であり、マクウィニーの『家庭医療学』の上巻には健康と疾患における家族の重要性が40ページにわたり丁寧に記述されている。

洋の東西を問わず、家族内での人間関係は複雑で他人には理解しにくい面が多い。仲が悪そうに見えてもお互い依存し合っていたり、表向きは穏やかでも陰でいがみ合っていることもある。血のつながりがあるからこそ素直になれず、正直な気持ちを伝え合うことができない家族もいるだろう。それでも、家族として存在している以上は、ひとつの固まりとして考える必要がある。

時代の流れとともに家族の構造も変化しているが、形よりも家族を構成する人たちの関係性が重要だ。独り暮らしであっても近所に家族が住んでいたり、治療や療養に関わることのできる親族がいる場合は家族と呼べるだろうし、血縁関係がなくても家族同様の付き合いをしている知人・友人・同居人などを家族と見なす場合もある。家族とは、それぞれの関係性の上で成り立っているひとつのシステムとしてとらえるべきものとされている。

家族図と家族のライフサイクル

家庭医療では、患者と家族をとらえるとき「家族図（Genogram）」というものを作成する（図1）。患者本人を中心に、親、配偶者、子どもなどを線でつなぎ関係性を示す。家族の年齢や職業、病気の有無なども分かる範囲で記入し、同居・別居も分かるようにしておく。これだけで、家族の中の誰が中心人物かが大体把握できる。

さらに、家族のライフサイクル（図2）作成しておくと、過去〜現在〜未来における家庭内での問題の経緯や、将来の予測ができるようになる。子育て中の母親

図1〈 家族図の一例 〉

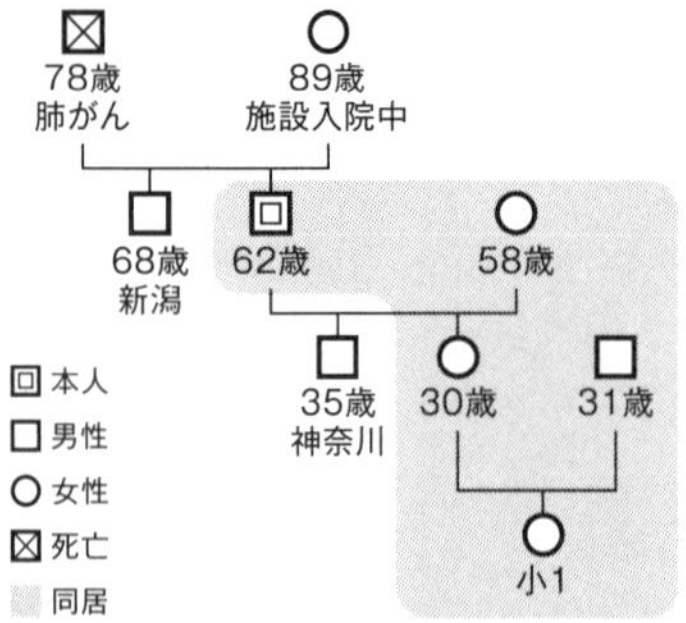

「家庭医療のエッセンス」（カイ書林）を参考にして筆者作成

や思春期の子どものメンタルケアに留意したり、働き盛りの夫に生活習慣病の検診を勧めるなど予防的に介入することも可能だ。

家族が健康問題に与える影響

なぜ患者の背景にある家族を詳しく知る必要があるかというと、患者の健康状態は家族の健康に対する考え方に大きく影響されるからだ。食生活はもちろん喫煙や飲酒、運動の習慣、夫婦・家族のコミュニケーションなどは身体的な影響をダイレクトに与える。

浅井東診療所の荒医師は、「例えば、喘息《ぜんそく》の発作をひんぱんに起こす子どもの家庭を見てみると、親がタバコを吸っていたり、あるいは親がケンカばかりしてそのストレスが引き金になっていることがあります。さらに夫婦げんかの原因を探ると、祖父母の介護の問題があったりする。そうなると、喘息だけを治療してもまた同じことが繰り返され、根本的な改善にはつな

図2〈 家族のライフサイクルの一例 〉

ライフサイクルの段階	家族の抱える課題	起こりやすい問題の例
成人期	精神的･経済的な自立	親から自立できない
結婚期	新しくできたシステムへの対応	配偶者の親との関係がうまくいかない
子育て期（幼児期）	システムに新しく加わるメンバーの受容 夫婦の役割の変化	仕事と育児の時間配分がうまくいかず ストレスが溜まる　夫婦関係が悪化
子育て期（思春期）	子どもの自立 祖父母の高齢化	親子関係の悪化 （過干渉または放置）
巣立ち期	親離れ･子離れ 夫婦関係の再構築 老後への備え	自立できない子ども 親の肉体的衰え
老年期	配偶者の老化や死へ対処 家族内での役割交代	生理的な老化に直面 家族内で役割を失うことの喪失感

「家庭医療のエッセンス」（カイ書林）「新・総合診療医学　家庭医療学編　第２版」（カイ書林）を参考にして筆者作成

がりません。私たち家庭医は、親に禁煙や分煙を勧めたり、介護の問題を介護福祉スタッフへつないだり、家族と話し合いながら一緒に解決していきます。介護の問題がクリアになり親がケンカをしなくなるだけで、子どもの喘息が劇的に良くなることもあるのです。臓器別専門医は家族の問題にまで立ち入ることはほとんどしませんが、家庭医ならできる。そういう部分まで踏み込むのは大変だし、あまり語られることはありませんが、家庭医ならではの魅力だと思います」と語る。

看取りの場面でも家族の存在は大きい。第1節で紹介した特養ホームでの家族会議の事例にもあるように、家庭医は家族の心のケアに深く関わっていく。松井医師は「あの時点で不可欠な面談でした。二人の娘さんに何も相談しなかったり、どちらか一方の話だけで処置の有無を決めていたら、患者が亡くなった後も二人の娘さんはずっと苦しみを抱えたまま生きていくことになりますから」と語る。

家庭医療では病状や治療方法について患者や家族に説明するインフォームドコンセントとは別に、家族会議（家族カンファレンス）を行うことを推奨している。会議では認識と感情の両方がテーマとなり、家族全員に同時に情報を提供することで誤報や誤解・曲解のリスクを避けることができる。また、家族がこれまで表に出すことが難しかった感情を表現する機会となり(9)、過去のわだかまりを解いたり関係性の改善に役立つこともある。

面談にはこれまで続けてきたケアの連続性をブラさないという意味もあった。特養

(9) 前述(2) 339頁

ホームのスタッフは最後まで心を配り、納得のいく看取りができるよう手を尽くしている。「残された家族が納得できなければ、これまでずっとお世話してきたスタッフも辛い。そのために必要な時間なのです」

２０２５年、団塊の世代が75歳以上の後期高齢者となり、それ以降の年間死亡数は１５００万人を超え、ピーク時の２０３５年には１６５０万人に達すると予想されている⑽。厚労省は在宅や介護施設でも看取りが広まるよう、診療・介護報酬上の手当を手厚くするなどの体制整備を進めているが、実際に最期を看取る医療者の育成はようやく始まったばかり。患者本人や家族のメンタルケアの重要性が十分に配慮されているとは言いがたい。家族のそばで看取りをサポートし、心の支えとなる存在として家庭医に求められるニーズは今後ますます高まるだろう。

⑽「日本の将来推計人口（平成24年1月推計）の出生中位・死亡中位仮定に基づく推計」国立社会保障・人口問題研究所　平成24年推計

第2章

連携の現場

第2章

1

連携の種類と特徴

1　なぜ連携が重要なのか

「医学モデル」から「生活モデル」へ

現代社会では、人間の心身の状態を「病気VS健康」の単純な区分けではとらえられなくなっている。疾病構造が感染症を中心とした急性期から生活習慣病を中心とした慢性期へ変化しているためだ。高血圧症や糖尿病などの慢性疾患の原因は環境や生活習慣との複雑な相互作用によるものが多く、医学的な治療だけで改善できるものではない。これからの医療に求められるのは、何らかの病気を抱えながら生きること、上手に病気と付き合いながらできるだけ快適に暮らすためのさまざまな支援である。

これは、病気やケガの治癒・回復を主目的とする「医学モデル」から、慢性疾患や障がいなどを有しながらも健やかに生活するにはどうすればよいかを考える「生活モデル」へのパラダイムシフトである(1)。

社会福祉分野では、生活モデルは１９８０年代からソーシャルワークの中核的なモ

(1)「家庭医療のエッセンス」（ジェネラリスト・マスターズシリーズ⑦　草場鉄周編集　カイ書林　２０１２年）20頁

デルとして認識されている。医療職との連携を踏まえたものではあるが、医学モデルとは対比的にとらえられ独自のアプローチがなされてきた。近年は医療分野でも生活モデルの重要性が認識されるようになり、医療的な面から見た生活モデルが模索されている。しかし、一人の患者の生活を福祉と医療の二方向から別々にアプローチするのは効率的とはいえない。医療と福祉が連携し、さらに自治体や地域住民が枠組みを超えて協働することが理想だ。

連携の接点で家庭医はケアの調整役として機能する。患者やその家族、地域が持っている固有の健康問題を解決するために保健・医療・福祉サービスを組織し、まとめあげていく。また、保健分野と連携して予防やスクリーニングを日常業務に組み込んだり、医師としての立場から行政の医療政策に参画するなど、地域全体のヘルスケアを視野に入れた活動をする。

連携によって得られるもの

家庭医が連携に加わるメリットのひとつは患者ケアの向上にある。家庭医の診療では外来患者のほとんどはコモンディジーズだが、一部には診断のための検査や専門的な治療のためのコンサルテーションが必要になり、大学病院や地域の総合病院、専門病院などに速やかに患者を紹介する。このとき、家庭医は日頃から包括的・継続的な医療を通して得た患者の情報を連携先に伝え、患者が抱えるさまざまな事情に配慮した治療が行われるよう働きかけることができる。自分のことをよく分かってくれている医師が入院先のことまで気を配ってくれるのは、患者にとっては何よりも心強いことだろう。

手術や治療を終えて退院すると、今度は看護・介護・リハビリが始まる。ここでも家庭医はそれぞれの専門職と綿密な連携を図り、患者にとっての最良の医療・介護サービスを提供するよう調整する。このように、患者のケアに関わる多種多様な専門職の協働をマネジメントすることで患者のケアの質は向上する。

もう少し広い意味では、地域全体のヘルスケアプロモーションの向上があげられる。健康問題の背景には地域的・社会的要因が深く関わり、家庭内や職場の人間関係からその土地の気候風土まで、地域住民を取り巻くすべての環境が健康問題の原因になり得る。病気や症状の上流にある発生原因を特定し予防的に対処することは結果的に地域全体の健康増進につながる。こうした取り組みは従来、公衆衛生や社会医学の領域で行われてきたが、自治体主導の広範囲を対象とする施策では行き届かない部分も多い。診療所や市中の中小病院が地域密着型で関わることができれば、よりきめ細かく手厚い予防医療ができるだろう。その最も先進的な取り組みが第１章第３節で紹介したヘルス・プロモーティング・ホスピタル（Health Promoting Hospital／ＨＰＨ：健康増進活）だ。

家庭医が連携する相手

家庭医が連携する相手は幅広い。連携の目的や内容、連携の時期・期間、関係性なども多彩だ。家庭医が連携する場面をあげてみると、代表的なものだけでも以下のようになる。

【連携が必要になる現場】
①診療所・病院
②在宅医療・訪問診療
③介護施設・居住系サービス施設
④地域のコミュニティ
⑤学校・職場

【連携する相手】
①他科の専門医
②看護師・訪問看護師
③薬剤師
④訪問歯科医

⑤理学療法士（ＰＴ）・作業療法士（ＯＴ）・言語聴覚士（ＳＴ）
⑥保健師
⑦ケアマネジャー・ホームヘルパー
⑧介護・福祉施設のスタッフ
⑨ボランティアスタッフ
⑩自治体職員
⑪学校関係者
⑫地域住民

特に連携が必要とされるのは在宅医療や介護の現場だ。２０１１年度の介護保険制度改正で打ち出された「地域包括ケアシステム」は、住まい・医療・介護・予防・生活支援が一体的に提供されることを目指すものであり、そのなかで在宅医療は不可欠な要素とされている。

在宅医療に必要なのは、訪問診療を行う医師（在宅主治医）、訪問看護師、薬剤師、在宅患者が急性増悪した際などにバックアップする病院など。さらにケアプランを策定するケアマネジャー、ホームヘルパー、通所リハビリやショートステイなどで利用する施設のスタッフ、保健師なども関わってくる。これらの専門職が情報共有し、切れ目のない連携を実現することで地域包括ケアシステムが機能する。家庭医や総合医は、その中心的役割を担う存在になると考えられている。

2　多職種連携

ＩＰＷとＩＰＥ

医療分野や保健分野、介護・福祉分野の連携を重視する医療環境モデルをＩＰＷ（Inter Professional Work：専門職連携）という。チーム医療や地域包括ケアシステムを実践するうえで重要な概念だが、現場ではなかなか思惑通りにいかないのが現状だ。ＩＰＷを行うためには、お互いを理解し、尊重し合い、同じゴールを目指すための合意形成が必要だが、チームのメンバーが目標を共有できない、お互いの役割や機能を理解していないなどの理由で十分に連携できないことがある。

そこで、最近注目されているのがＩＰＥ（Inter professional Education：専門職連携教育）である。英国の専門職教育推進センター（Centre for the Advancement of Interprofessional Education：

CAIPE）はIPEを「複数の専門職者が、連携や協働、ケアの質を向上させるために、共に学び、お互いから学び合いながら、お互いについて学ぶこと」(2)と定義している。

ＩＰＥは、後期研修や生涯教育の一環として院内研修やセミナーなどの形で実施されている。医師、看護師、薬剤師、ケアマネジャーなどが実際に顔を合わせてお互いを理解することで、職場での連携が大幅に向上すると期待されている。また、大学や専門学校の医療教育にも取り入れられている。学生のうちから多職種連携を学ぶことは、家庭医志望の学生に限らずすべての医療系学生にとって有意義な経験となり、彼らが診療の現場に立つ頃には多職種連携の密度とスピードは今とは比べものにならないほど洗練されたものになっているはずだ。

(2) http://caipe.org.uk/より http://caipe.org.uk/resources/defining-ipe/

顔の見える関係をつくる

近年は「チーム医療」という言葉もかなり浸透してきた。医師と看護師、薬剤師、リハビリスタッフなどがチームを組んで診療にあたるが、あくまでリーダーは主治医であり、医師の指示に従ってそれぞれの役割を果たすというイメージが強い。多職種連携では、医師が中心にいる場合でも、リーダーというよりコーディネーターのような立場にある。すべてのメンバーが対等な立場でプロフェッショナリズムを発揮することが多職種連携の基本だ。

とはいえ、高度な専門知識を身につけた人たちの集まりであるため、地域のとらえ方や医療に対する価値観に多少の温度差があることは否めない。ここ数年は医療の高度化・専門化が進み、専門資格の数も急速に増えている。それぞれの分野で独自に使われている専門用語も多く、専門職間の「言葉の壁」は意外とやっかいな問題でもある。だからこそ、コミュニケーションの質や頻度がカギを握る。単に情報を共有するだけなら電話やファクス、メールでもできるが、それでは深いレベルの連携はできない。コミュニケーションの極意はやはり「顔の見える関係」だ。ときには病院や診療所の外へ出て、相手の仕事場へ出向くことも必要になるだろう。学会が主催するセミナーやシンポジウム、勉強会などに積極的に参加し、交流を深めることもきっかけづくりに役立ち、そこから新しいユニットやプロジェクトが生まれる可能性もある。

家庭医が職場を変える

家庭医療に関わる人たちの取材をしていると、病院や診療所に家庭医が加わることで職場の雰囲気がガラリと変わり、看護師やリハビリスタッフの連携が格段にレベルアップしたという事例をよく耳にする。医学部教授をトップとする医局の人事制度に慣れているベテランスタッフほどその効果は絶大のようだ。今まで自分から提案することのほとんどなかった看護師やスタッフからさまざまなアイディアが持ち込まれ、自発的に取り組み、その結果患者満足度が大幅に向上しているという。日頃から問題意識を持ち解決策も分かっているのに、職場の上下関係にとらわれて発信できなかった人たちが、家庭医にナビゲートされることで存分に持ち味を発揮できるようになったのだ。家庭医は、医師一人がすべてを背負うのではなく、他職種と知恵を出し合い助け合ったほうがよい結果が生まれることを知っているし、その方がお互い楽しく働けることも知っている。固定観念に縛られない柔軟なスタンスが、医療の現場に新しいコラボレーションを生み出している。

3　地域連携

地域指向性アプローチ

家庭医療学では、第1章第4節で触れた「家族志向性アプローチ」と並んで「地域指向性アプローチ」も必須の学問領域に位置づけている。ここでいう「地域」とは、地方・都会を問わずさまざまな集団を指す。通院患者はもちろん、学区や診療区域、サークル、オンライン上のネットワークまで広げることが可能だ(3)。

　地域指向性アプローチの目的は「ある地域・コミュニティの(持続的な)発展や幸福、安心」であるとしている(4)。一口に地域といってもその形態や規模、構造、構成員の数や関係性は多種多様だ。慢性疾患を複数抱えるお年寄りの多い村落もあれば、若いファミリー層が多いベッドタウンもあり、あるいはその両方が複合している中規模都市などもある。地域が有する医療資源の数やセッティングもそれぞれ異なる。地域が変われば求められる生活モデルも変わり、隣の地域の成功例が自分の地域にそのまま当てはまるわけでもない。家庭医が見るべき地域とはまさに自分の職場がある地域そのものであり、自分の目と耳を使って情報を収集して実態を把握し、その地域に所属する関係各所と連携して問題解決に取り組むことが地域指向性アプローチの実践となる。

　こう書くと、家庭医は受け持ち地域の隅々にまで目を配り、ありとあらゆる地域問題に関わらなければならないように感じるが、それほど大げさなことではない。『家庭医療のエッセンス』(カイ書林　2012年)には地域指向性アプローチにおける診療のルールに以下の4つを上げている。①人間関係を重視し、相互に理解、共感し、つながること。②家庭医は「外部から地域へ介入」する人ではない。「地域と共に歩み、徐々に変化をもたらす」人でありたい。③地域・コミュニティの中にいる家庭医ならではの視点や独自性を持とう。④構えず、気軽に、小さなことからはじめ、成功を積み重

(3)「新・総合診療医学　家庭医療学編　第2版」(藤沼康樹編集　カイ書林　2015年)85頁

(4) 同(1)　207頁

ねよう(5)。これはルールというより心構えのようなものであり、テクニック以前にまず自分自身が地域の一員になることが大事だと説いている。最初のうちは、自分の職場がある町の土地柄に関心を持ち、どのような人々が暮らしているのか、誰がどんな健康問題で困っているのかを気にするぐらいで十分だということだ。何かの機会を通じて住民とコンタクトを取れれば、それが連携の第一歩となる。

地域に根づくことが前提

地方への医師派遣が医局によって支えられていた時代は数年単位で医師が入れ替わり、そもそも長期的に地域に関わることがほとんどなかった。病院職員や住民も「よそからやってきて、すぐいなくなる」というイメージをいまだに抱いている。長年その地でプライマリ・ケアを担ってきた開業医がいても、地域全体の予防にまで積極的に参画するケースはまれだ。医療を地域全体に関わるものとしてとらえたり、医療を通じて地域を変えるというのは、医師の側にも地域の側にもこれまでになかった発想といえる。そういう地域に対し、よそからやってきた医師が住民の健康問題についていきなり「あれを変えましょう。これも変えましょう」と言い出したら自治体も住民も戸惑うだろう。余計な軋轢を生んでしまうかもしれない。だからまずは家庭医がその土地に溶け込み、コミュニティの一員として受け入れられることを心がけよう、と

(5) 同(1) 208頁

いうのが前述の診療ルールの真意ではないだろうか。

しかし、家庭医はこれまでの派遣型の医師とは違い、最初から地域に根づくことを想定し、それを実践するトレーニングを積んでいる。実際に家庭医が運営する診療所では、研修で来た医師が数年ごとに入れ替わっても「家庭医とはそういうもの」「次に来る先生も親切でよく話を聞いてくれるはず」という認識が住民の間に浸透し始めている。患者－医師関係が短期間で構築でき、担当が変わっても信頼関係が揺らがないのが家庭医療の最大のメリット。それは地域に対しても同様で、長期的に関わることで地域そのものを変えていく力を持っている。家庭医が赴任したおかげで地域の健康管理が飛躍的に向上したという成功例が増えれば、家庭医療に興味を持つ自治体や地域が増えるのではないかと期待できる。

4　まちづくりを始めた家庭医

２０１５年11月、北海道室蘭市でワークショップが開かれた。集まったのは市内に暮らす10代から80代までの50名ほどの住民で、テーマは「蘭北《らんぽく》のまちづくり」。蘭北とは室蘭の北のエリアを指す。呼びかけ人の一人である佐藤弘太郎医師は、蘭北の本輪西《もとわにし》町にある本輪西ファミリークリニックの院長代行を勤める家庭医である。横浜市立大学医学部を卒業後、室蘭の日鋼記念病院で初期研修を受け、道内各地の診療所で経験を積んだのち、２０１０年から同クリニックに赴任した。

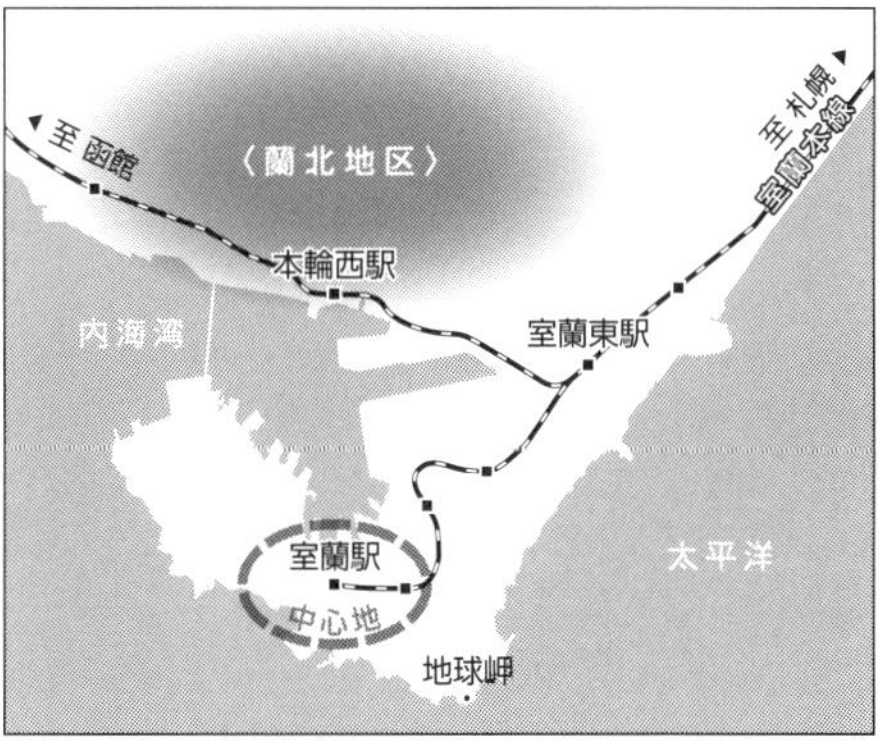

佐藤医師がまちづくりに関心を持ったのは、普段外来で診ている高齢者の言葉がきっかけだった。

「お年寄りの患者さんの多くが『住み慣れた土地にいつまでも暮らしたい、自宅で最期を迎えたい』と言っています。ところが、ご主人が亡くなると息子を頼って札幌へ引っ越していったり、介護施設へ入所したりするんです。あんなに強く希望していたのになぜ自宅を出なきゃならないのか。なぜここで生活し続けることができないのだろうかと思っていました。高齢者だけではありません。私自身もここで子育てをしています。子どもたちとその親、若者、中高年などさまざまな年齢層が暮らすこの土地で、すべての住民がいつまでも安心して暮らすにはどうすればいいのか。それをずっと考え続けていました」

暮らしを支えるという観点で見ると、商業や教育・保育、インフラ整備などたくさんの要素が関わってくる。医療だけでは不十分であり、自分一人が頑張ってもどうにもならない……。そんな佐藤医師に2つの出会いがあった。ひとつは長年この地で商いを営む商店主たち。蘭北商店会に所属している佐藤医師は、商店会の主要メンバーと交流を持つうちに彼らも同じような思いを抱いていることに気づいた。また、商店会以外にも古くからこの町に根を下ろしている住民はみな同じような思いを抱いていることも分かってきた。

「商店会の人たちも本輪西を活性化したいと思っているのですが、なかなか思うようにはいかず悩み続けていました。そういう人たちと一緒に安心して暮らせるまちづくりができないかと思ったのが始まりです」

もうひとつの出会いは、札幌のNPO法人フューチャー北海道(6)である。フューチャー北海道は、連携を促進するためのコンサルティング、人材を育成する教育研修、知識やスキルの開発・検証の調査研究などを行う非営利団体。以前、本輪西ファミリークリニックで行った防災教育を通じて佐藤医師と知り合い、その思いに賛同してまちづくりのための仕組みづくりやスケジューリング、ワークショップの企画・運営などの協力を約束してくれた。佐藤医師は同じ商店会のメンバーである㈲本輪西自動車の

(6) 特定非営利活動法人フューチャー北海道
2012年設立。社会一般に対して、様々な現場に関わる人々のなかで、つながりを広げ、深める活動を行っている。主な事業は連携を促進するためのコンサルティング、人材を育成する教育研修、知識やスキルの開発・検証を行う調査研究。代表者は本宮大輔。
http://futurehokkaido.com/

板林知氏、本輪西・港北大通りの商店街に店を構える真井商店の眞井克佳氏、120年の歴史を持つ浄土真宗・本光寺の住職であり港北保育所も運営している日笠和也氏の3人と「蘭北地区を考える会」の呼びかけ人となり、蘭北のまちづくりをスタートさせた。

町の垣根を越えて

室蘭市は「鉄の街」で知られる道内屈指の工業都市である。北海道の南西部、太平洋と内浦湾（噴火湾）が接するところに突き出た形をしており、西に伸びる馬蹄型をした小さな半島が天然の良港をつくりだしている。市の中心部は室蘭港の南の半島側にあり、かつては賑わいを見せていた商店街も今は過疎に悩む。港の入口にかかる白鳥大橋や工場地帯の夜景などが観光名所になっているが、それでも高齢化と人口減少が顕著だ。

港を挟んだ北側に広がる蘭北地区は南側よりも歴史が古く、明治に入って最初に開拓されたのはこちらであった。明治の中頃は海運業で栄え、昭和になると製鉄や石油などのプラントが立ち並ぶ一大工業地帯に成長し、蘭北地区はそれら会社の社宅が並ぶ企業城下町として栄えた。現在もかつて社

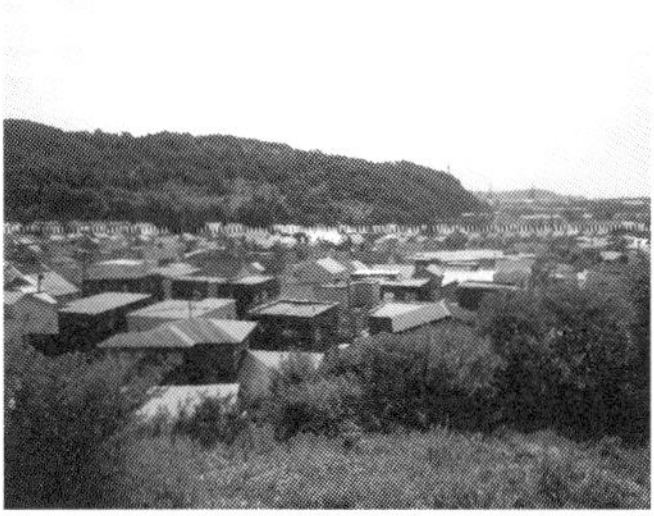

員だった人々が数多く暮らしており、高台の住宅地から湾を見下ろしながら活気にあふれていた頃の室蘭を懐かしんでいる。

蘭北地区は室蘭市と登別市にまたがる鷲別岳（室蘭岳）から海に向かって伸びるいくつもの稜線に挟まれた扇形の傾斜地に住宅が広がっている。各町の境界線でもある尾根が町を分断し、隣町との交流はあまり行われてこなかった。そうした経緯も考慮し、佐藤医師らはまず交流の少ない蘭北地区の住民がフランクに語り合える場をつくることに着手した。2015年7月に本輪西会館で「蘭北まちづくりワークショップ」を開催し、本輪西をはじめ隣接する港北町、白鳥台などの住民が蘭北の過去・現在・未来を語り合った。自分たちの暮らす地域の魅力を再発見すると同時に、普段あまり交流のない隣町の住民と同じテーブルを囲むことで蘭北地区としての一体感を醸成することが目的だった。

1回目のワークショップの後、呼びかけ人は正式に「蘭北地区を考える会」を発足し、「蘭北まちづくりビジョン2015」と題してプロジェクトを立ち上げた。プロジェクト名は「ともにそだちあう蘭北　ウレシパ」。ウレシパとは、アイヌの言葉で「ともに育てあう」という意味である。11月のワークショップでは、1回目よりも広範囲の住民に呼びかけ、本輪西・港北の連合町内会や蘭北商店会なども参加した。

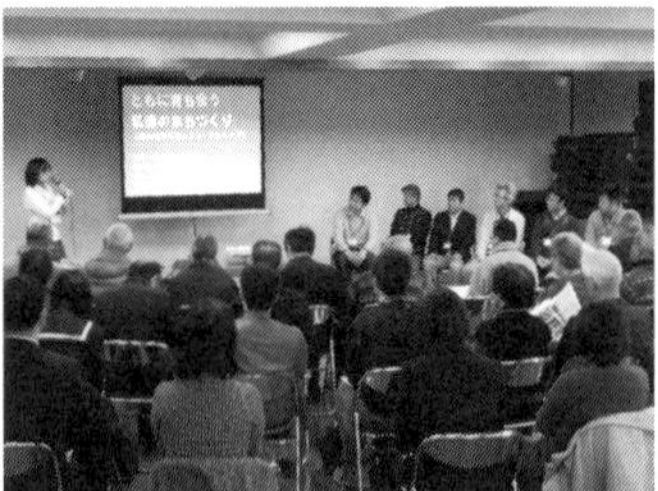

佐藤医師は冒頭のあいさつで呼びかけ人を代表してまちづくりにかける思いを語り、ワークの間も積極的に参加者と議論を交わしていた。

地域特性に合わせて自分を変える

「地域連携を考えるにあたって、都市の機能をどの程度持っているかは重要です」と佐藤医師は語る。例えば、人口1万人以上の町村に医療機関がひとつしかないような地域では、医療資源やスタッフの数は少ないが、その分顔の見える関係が作りやすく連携も容易だ。数10万～100万規模の大都市では医療機関や介護・福祉施設が豊富で人材も多様だが、関係性が薄く気心の知れた連携がつくりにくいというデメリットもある。室蘭市の人口は約8万8000人（2016年2月末現在）、1万人以上10万人未満のミドルサイズシティだ。

「室蘭は大都市ほど大きくなく、過疎地ほど小さくもない程よいスケール感を持っていて、そこに魅力があると思います」

程よいスケール感の面白さとは、地域特性の幅が連携のバリエーションを生み出すことかもしれない。家庭医は地域や医療機関のセッティングの特性を把握し、ニーズに合わせて自分の提供する医療サービスのあり方を自在に変えることができる。このようなスキルを「省察的実践」と呼び、佐藤医師も後期研修の3年間にそのスキルを徹底して鍛え上げてきた（これについては第3章で詳述）。今目の前にある医療資源やスタッフなどのリソースを効果的に組み合わせて最大限のパフォーマンスを発揮するのは家庭医の真骨頂だ。その実力は東日本大震災の直後から被災地で医療活動を行ってきた多くの家庭医が実証している。

住民の構成や医療資源がある程度の多様性を持ち、さらに顔の見える関係性の中で連携や協働のパターンが複数考えられる室蘭は、多彩な可能性を秘めた魅力的なロケーションに見えるのだろう。

システム思考で全体を最適化する

省察的実践と並んで連携の大きなキーワードとなるのが「システム思考(7)」である。佐藤医師もまちづくりのフレームにシステム思考を取り入れている。

「システム思考にはさまざまなレベルがあり、患者のレベルであれば、Biopsychosocial Model（生物心理社会モデル）(8)として、地域のレベルであればクリニック―本輪西町―蘭北地区―室蘭市―室蘭・登別・伊達―西胆振《にしいぶり》の関係性になります」

生物心理社会モデルとは、人間を「生物・心理・社会性（Bio-Psycho-Sociality）」として統合的にとらえる疾患モデルで、病因を臓器・細胞・分子レベルで解明しようとするBiomedicine Model（生物医学モデル）に対し、生物・心理・社会的な要因の関連性の中でと

(7) 問題となっている対象を構造をもったシステムとしてとらえることによって全体の最適化や根本的な問題解決を導き出す考え方。

(8) ジョージ・エンゲル（George Engel 1913-1999）がbiomedical model（生物医学モデル）に対比する疾患モデルとして1977年に提唱。

らえるものである。例えば、高脂血症を代謝異常のメカニズムで記述する（＝生物）と同時に、ストレスによる食生活の乱れや合併症などへの不安（＝心理）、家族のサポートや職場環境への対応および医療機関からの働きかけ（＝社会）などを総合して臨床アプローチを行う。生物心理社会モデルは家庭医療を実践するうえで非常に有効な概念であり、後期研修の家庭医療コースでは必ずと言っていいほど取り入れられている。

地域レベルでは、最も小さな対象区域であるクリニックから本輪西町、蘭北地区、室蘭市と、エリアの広がりとともに構成要素や関係性、問題点のとらえ方などが違ってくる。「これらのシステムを見すえつつ、どこのレイヤーで物事を動かすと一番よいか？　部分の最適ではなく、全体の最適のためにどう振る舞うか？　どこのボタンを押すか？という問いを立てながら行動しています。今回のまちづくりワークショップも、このようなシステム思考に基づく結果、家庭医の立場からの地域連携活動になっていると思います」

地域連携のなかで家庭医がどのように関わっていくかは、家庭医が赴任している地域によって、または家庭医自身の考え方によってさまざまなスタイルが存在する。だが、どのようなスタイルであれ、まちづくりのコアメンバーに医師が加わることは非常に効果的であり意義のあることだ。蘭北地区のまちづくりはまだ始まったばかりだが、この事例が成功すれば全国の中規模都市の活性化に家庭医が加わることのメリットを示すモデルケースになるだろう。

第2章

2

上川町の選択

Interview

佐藤芳治 Sato Yoshiji
北海道上川町　町長

1　町の医療の在り方を自分たちで決める

危機に陥った町立病院

北海道のほぼ中央に位置する上川町は、1000平方キロメートルを超す広大な面積を持ち、アイヌの人々が「カムイミンタラ（神々の遊ぶ庭）」と呼ぶ大雪連峰を望む、北海道らしい風景の広がる町である。北海道第二の都市・旭川へは車で1時間程度の距離にあり、旭川と道央・道東を結ぶ交通の要衝でもある。8月の平均気温は19・5度、厳寒期にはマイナス8・6度まで下がり、積雪量は最大1メートルを越える。主な産業は酪農、農林、観光などで、「大雪高原牛」というブランド牛の生産や、大雪山系の湧き水を利用したニジマスの養殖などが盛んである。日本最大の山岳公園である大雪山国立公園の玄関口として古くから親しまれ、層雲峡温泉をはじめとする観光地には年間200万人の観光客が訪れる。しかし近年は道内の他の町村と同様に過疎化が進み、昭和の高度成長期には1万人を超えていた人口も4000人にまで減った。

町長を勤める佐藤芳治氏は現在3期目。高校を卒業後上川町役場に入職し、助役から副町長まで勤め上げたのち、2008年に町長選へ出馬。町内唯一の医療機関である町立病院の経営立て直しと安定した医療を公約に掲げ当選を果たした。

2000年代半ば、私がまだ副町長だった頃から上川町の医療環境は危機的でした。91床ある町立病院の病床稼働率は20〜30％。医療機関の揃っている旭川市まで車で1時間程度ということもあり、車を持っている人は旭川の大学病院や総合病院へ通い、救急車が旭川まで行くこともありました。

当時、町立病院では旭川医科大学から内科医、北海道大学医学部から外科医の派遣を受けており、札幌医科大学へも応援の医師を要請し、常勤・非常勤含めて3〜4人の体制で運営していました。しかし、その規模の体制で黒字を出すのは難しく、かといってすべての科の専門医を揃えたり、高度な医療を提供できる設備やスタッフを整えるだけの余裕もない。背伸びをして外科手術用の設備を導入した時期もありましたが、手術のできる医師が数年で異動になってしまい、巨費を投じて揃えたスタッフや設備が無駄になってしまったこともありました。

病院の経営難は自治体の財政にも影響を与えた。地方交付税や国からの措置などを除く町の一般財源からの赤字補填額は年間2億5000万円に及び、いずれ3億になるだろうと予想されていた。町の財政悪化は住民に大きな不安をもたらし、まちづくりそのものにも暗い影を落とした。

病院経営だけでなく、医師の偏在も大きな問題でした。常勤している内科や外科の医師は担当する専門分野が細かく分かれており、専門外の疾病については旭川の病院へ回されるケースも少なくありません。１０００平方キロメートルを超える面積を持ち、層雲峡という観光地も抱えているため、救急患者の受け入れも必須だったのですが、医師の都合により一時期断念せざるを得ませんでした。

特に深刻だったのは小児科医の不在です。子どもの急病に対応できる小児科医を常勤させてほしいという要望は絶えず寄せられていましたが、私は「無理です」と答えるしかありませんでした。私が知り得た情報では小児科のなり手自体が減ってきており、さらに上川のような地方都市に来てくれる医師はもっと少ないと思われました。町立病院に小児科医を常勤で配置するようなことは到底無理だったのです。

また、医局からの派遣は「いずれ大学へ戻る」という暗黙の了解があるため、地域に根ざした医療を構築しようという意識がどうしても乏しくなります。すべての医師とは言いませんが、中には地方に派遣されている間に自分の成長が止まってしまうと考える医師もいて、仕事に対するモチベーションはかなり低かった。そうした態度は職場の雰囲気にも影響し、利用者やスタッフの不満につながります。そんな状況のなか、いつまで町立病院が維持できるのかという懸念は常につきまとっていました。

「どこまでやるべきか」を自分たちで選択する

さらに追い打ちをかけるような事態が起こる。2004年度に卒後臨床研修が必修化され、同時に医師臨床研修マッチング（研修医マッチング）(1)が導入されたことにより、大学病院の医局に属する医師が減り、関連病院への派遣が厳しくなってきたのだ。

北大からも旭川医大からも「この先、医師の派遣が継続できるかどうか確約できない」とはっきり言われました。上川町の住民の多くは高齢者。町立病院の利用者も高齢者と子どもがメインで、最もニーズが高いのは整形外科と小児科です。それに合った医療体制を実現すべく大学や医局には最大の敬意を払って対応してきたのですが、それでもなかなか望み通りにはいかない。しかも、今後は医師の派遣さえも危うくなるという。現実に派遣が一人、二人と減っていき、このままでは医師が一人もいない状態になってしまう恐れもありました。最低限の医師数を確保するため医師向けの情報誌やホームページなどに求人広告を出すいわゆる「一本釣り」もやりましたが、こちらの条件に合う人にはなかなか出会えず雇ってもすぐに辞めてしまったり、どうしても職場に合わずこちらから辞めてもらったり、常勤医が定着しない綱渡り状態が続いていました。

(1) 医師免許を得て臨床研修を受けようとする者（研修希望者）と、臨床研修を行う病院（研修病院）の研修プログラムとを研修希望者及び研修病院の希望を踏まえて、一定の規則（アルゴリズム）に従って、コンピュータにより組み合わせを決定するシステム。https://www.jrmp.jp/#より高齢化の進む町として、多くの観光客を迎える観光地として、安定した医療環境は絶対的な条件である。悪化の一途をたどる病院経営を改善するため、副町長だった佐藤氏は町役場内に医療プロジェクトチームを立ち上げ、この町の医療機関はどうあるべきかを模索し始めた。

私は常々、地方都市の医療機関はどこまでやれるのかを自ら選択するべきだと考えていました。派遣する側の都合で診療内容が決められたり、医師の意向に合わせて設備を整えるなど、外部条件によって病院の機能が左右されるのでは住民のニーズに応えられない。自分たちで「ここまでやる、ここまでしかやらない」という線引きを見極めることが行政としての責任ではないかと思います。どの地方都市も医師は一人でも多く確保したい。しかし、すべての専門医を自前で揃えるのは現実的ではありません。町村単位で完結させず、周辺の医療機関と連携しながら圏域的な医療体制を整えていく。その方が、住む人たちが安心できる環境づくりにつながるのではないかと思いました。

プロジェクトチームでは、病院の運営コストを抑えるため町立病院の規模縮小を検討。それに見合う医師の確保と体制づくりをどうするか連日議論を続けた。そんなとき、折しも研修医の派遣先を探していた北海道家庭医療学センターの理事長である草場鉄周医師との出会いがあった。

地方都市の一次医療には家庭医がふさわしい

そのときの私は家庭医や家庭医療というものをまったく知らず、草場理事長から何度も説明を受け、少しずつ理解していきました。家庭医は、子どもからお年寄りまで内科・外科の区別なく診察し、訪問診療も担い、患者の家庭環境や職場での状況なども把握した上で診察にあたってくれる。専門的な治療が必要な場合はしかるべき医療機関へ紹介し、退院後のケアも継続して担当してくれます。まさに地域のかかりつけ医として機能できるのです。

上川町の地域特性も好条件のひとつだったと思います。医療資源の豊富な旭川へのアクセスもよく、連携が取りやすい。上川だけで完結するのではなく、旭川に依存するのでもなく、両方をスムーズに行き来しながら連続性のある医療が展開できる。話を聞けば聞くほど、この町の一次医療機関には家庭医がふさわしいのではないかと思えてきました。

役所内や住民からは「本当に大丈夫なのか?」という不安の声もありましたが、その場しのぎの対策ではなく、長期的な視野からこの町の医療をどう立て直していくのかを考えると、家庭医を選択すべきだという結論に達したのです。確信こそ持てないけれど、上川の医療を守っていくためにはこれしかないのではないかと思いました。

コモンディジーズについては自分たちで診療し、専門的な治療が必要な場合は適切な医療機関に速やかに紹介。患者中心・家族志向性のアプローチで予防から治療、アフターケア、ターミナルケアまでカバーできる家庭医療は、臓器別専門医に複数かかる「多受診・多剤」の現状を、必要なものだけを最低限提供するシンプルでコンパクトな医療に変えていく。

また、介護や福祉分野の専門家と多職種連携することで地域全体の健康問題を改善し、病院にかかる人を減らす効果も期待できる。ただしこれは検査や薬が多いほど医療機関が潤う現在の診療報酬制度では、家庭医療をやればやるほど経営が苦しくなることになってしまう。行政もこの点を改善すべく診療報酬制度の改革を進めているところだが、十分な対応がなされているとは言いがたい。

とはいえ、自治体にとっては医療費全体を削減できる対策として家庭医療の導入は大きな可能性を秘めており、佐藤氏はそこに活路を切り拓こうとしていた。

家庭医を知らない人の中には「今度来る先生は今までとどこが違うの？」と言う人もいました。そんなとき私は「患者への接し方・向き合い方が大きく変わるのではないでしょうか」と答えました。何がどう違うのかを言葉で説明するのは難しいのですが、患者として受診すればきっと分かるはず。今では多くの住民が納得していると思っています。

辞任も覚悟で院長と対面

医局頼みの不安定な状況から家庭医療をベースに自立した医療への転換を決断した上川町。しかし、その切り替えは簡単にはいかなかった。

最大の難関は「今いる医者をどうするか」という問題です。その当時、院長を含め3名の医師が働いていました。苦労はあったものの長年協力していただいた先生方に対し、こちらから「もう結構です」と切り出すわけですから、向こうにしてみれば「なんと失礼な！」と感じるのは当然のことだったと思います。

実際、院長との話し合いは数時間にも及びました。お互いできるだけ冷静に話し合おうとしていましたが、それでもかなり激しい感情のやり取りがありました。しかし、このままの状態を続けていてもいずれ破綻することはお互い分かっていました。そして、町としては一刻も早く手を打たないと取り返しのつかないことになるという思いがあった。プライドや対面を保つ余裕などなかったのです。町長になって1年しか経っていない時期でしたが、私は懐に辞表を忍ばせ、決して引かない覚悟で院長との面談に臨んでいました。

結局、院長は町長の申し出を受け入れ、他の二人の医師とともに退職することを了承。2009年3月、北海道家庭医療学センターの安藤高志医師が町立病院の院長に就任し、同年10月に国民健康保険上川医療センターとして新たなスタートを切った。
北海道家庭医療学センターとの業務提携に際し、上川町では91床あった町立病院を19床の診療所に縮小し、同時に病棟だった建物を町立の介護老人保健施設に改変。名称も国民健康保険上川医療センターと改めた。一方、北海道家庭医療学センターは最低でも3名の医師を派遣し、研修医の受け入れと教育を行うことを条件とした。３人体制は、当直や待機などの役割を順番に受け持つことで休日・休暇が十分にとれるよう配慮した人員配置だ。これにより医師の疲弊を防ぐとともに、24時間の救急対応も可能になった。家庭医療は地域に継続的に関わってこそ機能を発揮する。最初から腰を据えて地域に根付こうとする家庭医たちの姿は、佐藤町長が切望する「安定した医療」を体現するものだった。

前院長や医師からの引き継ぎがほとんどできず、大変なスタートだったと思いますが、安藤先生をはじめとする北海道家庭医療学センターの医師たちがよく頑張ってくれました。最初の頃は、単に新しい医者が来たとしか思っていなかった町民も、じっくり話を聞き丁寧に対応してくれる医師たちに「今度の先生はちょっと違う」という思いが生まれてきたようです。診療所に切り替えてから5年以上経ちますが、この間、診察や治療に対する不満はほとんど聞かれません。唯一のクレームは待ち時間が長いこと。これは家庭医療においてはある程度しょうがないので、予約制の徹底とともに看護師や他のスタッフが待合室の環境改善に取り組み、待ち時間を細かく伝えたり子どもの遊べる場所や休憩所を設置するなどの工夫をしています。

患者同士でフォローしあう雰囲気も出てきました。待たされることに不平を言う患者がいると、隣にいる患者が「気に入らないなら旭川へ行けばいい。でも旭川の病院が自分たちのことをここまで分かってくれるか?」と諭しています。町民が家庭医療の良さを肌で感じている証といえるでしょう。

患者だけでなく、看護師やリハビリなどのスタッフも大きく変わりました。以前は医師との関係が冷ややかだったのですが、家庭医になってからはコミュニケーションの機会も内容も大幅に向上し、患者への対応が飛躍的に改善しました。医師以外のスタッフはほとんど入れ替えていないのに、医師が変わり医療の質が変わると他の職員の働き方も変わっていく。これは思いがけない効果の現れ方でした。

2億5000万の赤字が3000万に減少

家庭医療が浸透することで、地域の介護・福祉の在り方も大きく変わりました。上川には非常に優秀な保健師がおり、高い意識を持って地域包括ケアシステムに取り組んでいるのですが、以前は医師が保健師からの提案を受け付けなかったのでうまく連携することができなかった。ところが北海道家庭医療学センターの医師たちは率先して地域に関わっていきます。現在では保健師やケアマネージャー、介護福祉施設の職員、薬局の薬剤師などが集まって定期的に勉強会を開くなど多職種連携が広がっています。

家庭医療の導入は町の医療財政にも劇的な変化をもたらした。導入前は毎年２億５０００万円を超えていた町立病院の赤字が年々減少し、２０１５年には３０００万円程度にまで減っている。わずか５年で十分の一近くまで圧縮されているのだ。

数字に表れる結果は住民からの信頼につながります。病院改革を進めてよかった、家庭医療を選択したことは間違っていなかったと証明することができたと思います。また、私たちの取り組みを知った道内外の市町村の方々が視察に来るようになりました。北海道に限らず多くの自治体が同じような問題を抱えていることを改めて実感します。しかし、それぞれの地域の事情はまったく異なり、導入したくてもできないという自治体も少なくありません。

導入できない理由は地域によってさまざまだが、その多くは、医局との関係を切ることができない、長年地域のプライマリ・ケアを支えてきた開業医からの反発など、従来の医療体制に起因するケースである。家庭医療を専門とする医師の数が圧倒的に少ない（全国で５００人ほど）という根本的な問題もある。医療費の削減や２０２５年問題を見すえた地域包括ケアシステムへのシフトなど、日本の医療が抱える課題は目の前に迫っているが、そこに応えられる人材や資源は少ない。上川町の場合は、北海道家庭医療学センターとの出会いや地域特性などの好条件がかみ合った事例ではあるが、それ以上に佐藤町長の不退転の覚悟があってこそ成し遂げられた結果とも言える。

近隣の自治体とネットワークを結ぶ

2009年、旭川市は総務省が提唱する「定住自立圏構想」の中心市として名乗りをあげ、周辺の鷹栖町、東神楽町、当麻町、比布町、愛別町、上川町、東川町、美瑛町の8町と協定を結んだ。構想では「生活機能の強化」の中に、①重症救急患者における医療機関の連携、②小児医療の連携など、医療に関する取り組みが掲げられている(2)。

上川町も2010年に旭川市と協定を結びました。翌年には定住自立圏構想に関するシンポジウムで地域医療がテーマに取り上げられたのですが、地域医療をどう推進していくかについては自治体と医科大学などの教育機関とでは意識の差が大きい。大学が求める将来の方向性と地域のニーズには大きな隔たりがあることを改めて感じています。しかし、近隣の自治体が連携して広域の医療体制を構築していくことには大きな期待を持っています。医療はひとつの町だけで完結することはあり得ません。医療資源が乏しい地方ほど協力しあう姿勢が必要だと思います。

(2) 上川中部定住自立圏連携事業の状況について http://www.city.asahikawa.hokkaido.jp/files/seisakuchosei/teijuu/kyoteisyo%28ouinzumi%29/renkeijigyou.pdf

佐藤氏は、上川町の医療を改革したことで「町長としての仕事の8割はやり遂げた」と話す。しかし、定住自立圏構想の推進や、まちおこし事業など地域活性化のための取り組みにも力を注ぐ。

まちおこしのイベントも経済的な効果は一時的なもの。本当の地域活性は住民が意識を変え、持続的にやっていかなければならない。どれも課題が多すぎて大変ですが、自らの保身を考えていては町長なんか勤まりません。こんな首ならいつでも切ってくださいという思いでやっています。

第2章

2

佐藤芳治 Sato Yoshiji

北海道上川町　町長

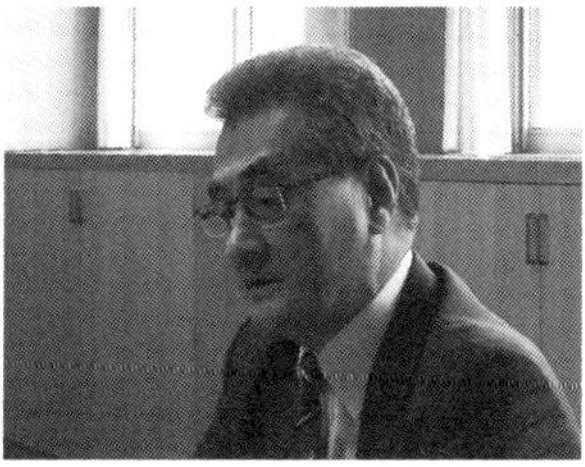

1949年　遠軽町生まれ
1967年　上川町役場に入職
2008年　上川町長に就任し現在に至る

第3章

教育の現場

第3章

1

教育と研究

～三重大学の取り組み～

１　三重県の医学教育を一手に担う

自然豊かな「美し国《うましくに》」の伝統

日本最大の半島である紀伊半島の東側に位置する三重県は、古来、わが国の歴史・文化・経済に重要な役割を果たしてきた地域である。東側は伊勢湾と熊野灘へ面し、伊勢エビをはじめとする海産物が豊富にとれる。内陸では高級ブランド牛の松阪牛やお茶など農業・畜産も盛んだ。豊かな自然と海山の幸に恵まれていることから「美し国《うましくに》」と呼ばれている。江戸時代から大勢の参拝客が「お伊勢参り」に訪れる伊勢神宮、世界遺産に登録されている熊野古道、忍者の郷として知られる伊賀、Ｆ１グランプリが開催される鈴鹿サーキットなど世界的に有名な観光スポットが多い。

県庁所在地の津市は県のほぼ中央に横たわる形で、西は奈良県に接し東は伊勢湾へ至る。人口密集地は海沿いに広がり、市の中心部を東西に何本もの川が流れている。津駅にはＪＲの紀伊本線、近畿日本鉄道の名古屋線・大阪線、伊勢鉄道などが集中する。

三重大学は津駅の北東、伊勢湾と志登茂川に挟まれた海岸沿いに建つ国立大学。設立は1949年（昭和24）、上浜キャンパスと呼ばれる約52万6000平方メートルの敷地にすべての学部が置かれ、間近に海を望む「シーサイドユニバーシティ」の異名を持つ。

三重県の医学教育の歴史は明治期にまでさかのぼる。1883年（明治16）に文部省より認定された公立医学校がルーツ。以後、三重県立医学専門学校、三重県立医科大学、三重県立大学医学部と場を移しながらもその教育精神は脈々と受け継がれ、1972年、三重県立大学から国立三重大学に医学部が移管された(1)。

津駅から国道23号線（伊勢街道）を北上し、志登茂川にかかる新江戸橋を渡ると、真っ先に見えてくるのが三重大学医学部附属病院だ。2016年、附属病院は10年に及ぶ新病院建築工事を終え、外来棟と病棟・診療棟が新しくオープンした。新外来棟は地上5階建て、診療室131室、手術室16室を完備。新病棟・診療棟は12階建て、屋上にはヘリポートも設置されている。取材に訪れた頃は、県立大学時代から使われていた旧病院本館がまだ残されており、あと2カ月もすれば始まるであろう取り壊し工事を静かに待っていた。

いち早く家庭医療・地域医療に取り組んだ教室

(1) 三重県立大学は1975年に閉学。

医学部の校舎は附属病院のすぐ隣りにある。目指すは三重大学大学院医学系研究科臨床医学系講座家庭医療学分野・地域医療学講座の教授・竹村洋典医師の教室。探索医学研究棟にある研究室のドアを開けると本棚やキャビネットに囲まれたミーティングルームがあり、その奥に教授室がある。他に医員・大学院生室、教員室などが並んでいる。ミーティングルームでは大学院生や教員がテーブルを囲み、遠隔地の拠点とテレビ会議を行っていた。

三重大学に家庭医療学の講座が設置されたのは２００５年。家庭医療の先駆者の一人である津田司医師(2)が初代教授（現在は名誉教授）である。大学の医学研究科で「家庭医療学」という名称を使ったのは国内で最も早い。津田教授は前職の川崎医科大学(3)の時代から地域の医療機関で研修医を指導する仕組みづくりに着手。三重県における家庭医育成の土台を築いた。

津田教授の後を継ぎ二代目教授となった竹村医師もまた、家庭医療・地域医療の教育・研究に力を注ぎ、その活動の幅広さは肩書きの多さが物語っている。教授職だけでも家庭医療学をはじめ、亀山地域医療学講座、伊賀地域医療学講座、津地域医療学講座、地域包括ケア・老年医学講座、地域医療学講座の教授を併任。さらに日本プライマリ・ケア連合学

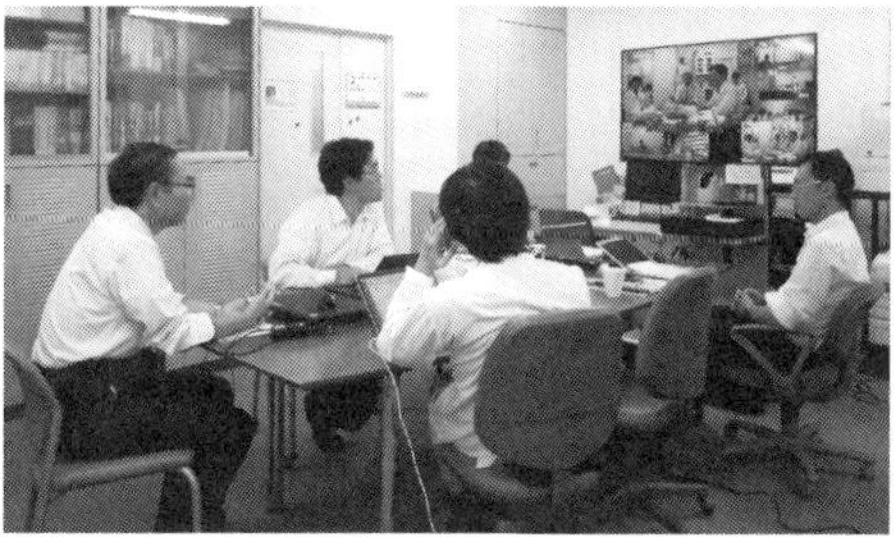

(2)　津田　司《つだ　つかさ》
１９７１年、山口大学医学部卒業。川崎医科大学総合臨床医学講師、同教授を経て、２０００年より三重大学総合診療部教授。２００５年、同大学院医学研究科家庭医療学教授に就任。２０１０年より静岡家庭医養成プログラム 統括指導医。

(3)　岡山市内にある民間病院を母体として１９７０年に設立された私立医科大学。家庭医療・総合診療・プライマリ・ケアの実践と教育では先駆的な存在。
http://www.kawasaki-m.ac.jp/med/

会理事、日本プライマリ・ケア連合学会誌編集長、日本医学教育学会代議員、Asia Pacific Family Medicine Journal編集長、Journal of Medical Case Reports編集委員などを務めている。特にAsia Pacific Family Medicine Journal編集長とJournal of Medical Case Reports編集委員は日本のプライマリ・ケアや家庭医療に関するエビデンスを世界に発信する重要な窓口となっている。

これほどの重職を掛け持ちしているだけでも忙しいのだが、地域の関連病院での外来や指導医・研修医・大学院生へのレクチャー、家庭医療にかかわる研究、さまざまなミーティングや会議など、早朝から深夜まで分刻みのスケジュールが続く多忙な身だ。この日も午後から20キロほど離れた隣の市にある医療機関へ外来に出ており、戻ったのは予定より20分ほど遅れた時刻。挨拶もそこそこにインタビューに突入し、1秒でも惜しいとばかりに早い口調で次々と話し始めた。わずか1時間ほどのインタビューだったが、その内容は濃密で、一つひとつの言葉から地域医療にかける夢と情熱がほとばしっていた。

アメリカで出会った家庭医療

竹村医師は東京生まれ。都内の高校を卒業後、早稲田大学理工学部へ進学したが、機械に関わるだけの毎日が苦痛になり1982年に防衛医科大学へ再入学。防衛医大は当時から総合診療医の育成を目標としており、「何でも診る医者」というイメージはごく自然に身についていったという。

「その頃の私の中では『家庭医＝何でもできるスーパードクター』というイメージで、診療のバラエティを広げることが重要だと思っていました」

ところが、１９９１年にアメリカ・テネシー大学で家庭医療学の研修を受けたときに大きな転換期を迎える。

「アメリカでは家庭医療学の教室には必ず行動科学の専門家がいて、診察の様子をビデオに撮影し、話し方や質問の仕方について指導を受けるのです。何でもできるスーパードクターになろうとしていた私には、なぜそんなことに時間をかけるのか理解できなかった。しかし、やっているうちにだんだん『なるほど』と思うようになりました。患者の背景や思いを考慮しながら診る家庭医療は、幅広い診療科を網羅するパラダイムとはまったく違う『メタな世界でやっている医療』なのだと気がついたのです」

３年の研修を終えて帰国した後は、防衛庁（現・防衛省）の行政官や防衛医大の総合診療部助手などを務め、２００１年から三重大学医学部附属病院総合診療科に勤務。２０１０年、同大学院医学系研究科家庭医療学教授に就任した。

２００５年、もうひとつの転機があった。この年の５月、世界各国の一般医・家庭医が属する学会であるＷＯＮＣＡ(4)の京都大会が開催された。そこで事務局長を務めていた竹村医師は、ゲストスピーカーの一人であるマレーシア家庭医学会会長のＭ・

(4) ＷＯＮＣＡ：世界のプライマリ・ケア医学をめざす一般医・家庭医が属する学会。the World Organization of National Colleges, Academies and Academic Associations of General Practitioners／Family Physicians

K・ラジャクマール氏(5)から衝撃的な言葉を投げかけられた。

「君たち日本人は海外の事例ばかり話している。日本は素晴らしい長寿国なのに、なぜそこに興味を持たないのか」

当時、日本のプライマリ・ケアは世界に後れを取っており、欧米の知見をいち早く取り入れることが主流となっていた。しかし、ラジャクマール氏の言葉には「このままでは日本のプライマリ・ケアは欧米に占領されてしまう」という警告を含んでいた。

「家庭医療は『地域』のニーズに合ったプライマリ・ケアを提供することが基本です。アメリカで成功しているやり方をそのまま日本に取り入れて、それで本当に上手くいくのか？　日本に本来あるべきものを探すべきなのではないか？　だが、我々はそこを探そうとしていなかったと気づいたのです」

日本の家庭医療は欧米追随をやめ、自分たちでエビデンスを出して世界に発信しなければならないと確信。その思いは地域での「教育」と「研究」につながっていく。

2　地域で家庭医を育てる

(5) M.K.Rajakumar（1932-2008）マレーシア家庭医学会長で元WONCA学会長。総合診療を発信するよう呼びかけるラジャクマール運動を起こし、アジア・太平洋の家庭医療に大きな影響を与えた。

コンセプトは「地域を診る」

三重大学医学部の前身は三重県立大学にある。県立という性格上、卒業生のほとんどは県内の医療機関に就職し、国立大学に移管されてもその傾向は受け継がれていた。現在も三重県内の医療従事者の多くは三重大学出身者で、「地域を診る」というスタンスは伝統的に培われている。

２０１３年、文部科学省は国立大学改革プラン第３期（２０１６年～）の中で、①世界最高の教育研究、②強み・特色のある分野での教育研究、③地域に貢献する取り組みとしての教育研究の３つの方向性を示している(6)。近隣の名古屋大学や大阪大学、京都大学などの旧帝大が①の世界を目指すのに対し、三重大学は③の地域に基盤を置いた教育研究を選択。それは竹村医師がやろうとしている教育とも一致するものだった。

「大学側は卒後研修だけでなく卒前教育の段階から地域医療について教育する考えを明確に持っていました。しかし、地域医療は大学の中だけで教えることはできません。教育の現場を学外に持っていなければならない。とはいえ県内の医療機関はどこも人手不足で医師たちは疲弊しており、学生を育てる余裕はない。そこで、私が教授になって最初に考えたのは、地域の医療機関に教育の場をつくり、教員をどんどん送りこむことだったのです」

２００４年の新医師臨床研修制度の導入で医局人事が崩れ、三重大学からの医師派

(6) 第3期中期目標期間における国立大学法人運営費交付金の在り方について審議まとめ（平成27年6月15日　第3期中期目標期間における国立大学法人運営費交付金の在り方に関する検討会）

遣が困難になったことも危機感を強める一因だった。「一時は初期研修医も激減し、地域に派遣していた医師を引き上げざるを得ない事態も起きました。地域に医師を送ることは大学の使命なのにそれができない。申し訳ない気持ちでいっぱいでした。それを埋め合わせるには地域に医師を送り込むシステムをつくらなければならないと考えました。そのためにはいい教育といい研究が必要です。今どきの研修医は経済原理では動きません。高い給料よりも優れた教育環境を求める。地域にいて、いい診療をして、なおかつ教育をする。しかも卒前教育から。それが医師を地域に行き渡らせることにつながると確信していました」

自治体も協力的だった。三重県は南北の医療格差が大きく、県北は人口が多く医療資源も揃っているが、県南は医師不足がより一層深刻だ(7)。医師の確保は県にとっても最重要課題のひとつであり、自治体の担当者も地域医療や家庭医療・総合診療というものをよく理解していた。そうしたなかで誕生したのが、市町村が資金を供出し地域の病院内に地域医療学講座を立ち上げる寄附講座だ。

自治体による寄附講座

最初に寄附講座を立ち上げたのは県の中北部に位置する亀山市。家電メーカーの液晶工場が建設されたことで有名だが、人口10万人あたりの医師数が最も少ない地域の

(7) 三重県の現状データ（2011年／三重県）http://www.pref.mie.lg.jp/KIKAKUK/HP/keiei/1stMTG_Handout1.pdf

ひとつでもある。鈴鹿亀山地域で唯一の公立病院である亀山市立医療センターは、１００床規模で２次未満の救急対応や人工透析を中心とした医療を提供する地域医療の中核施設であるが、慢性的な医師不足で医療崩壊の危機にあった。２０１１年、亀山市は「三重大学亀山地域医療学講座支援事業」の名目で三重大学に「３年間で１億円の寄附を供出する」ことを決定。これを受け亀山市立医療センターに地域医療学講座が設置された。

三重大学では、同センターの総合診療科に「三重大学医学部助教」の肩書きを持つ指導医を３人配し、初期研修医・後期研修医の指導にあたる。亀山市との協定はあくまでも「教育」と「研究」が主であり、診療をメインにしているわけではないが、実質的に３人の常勤医と複数名の初期研修医・後期研修医が常駐することになる。医師たちは、地域のニーズを肌で感じ、多種多様な患者と接することで基本的診療能力を高め、多職種連携や地域との関わりを深める。それと同時に、大学の手厚いバックアップを受けてリサーチマインドを醸成し、研究や論文執筆のノウハウを身につけていく。同センターでは亀山市をフィールドとした調査・研究を行い、市の地域医療の再生や住民の予防・健康増進に寄与する成果をあげている。「優秀な指導医がいれば、学生も研修医も集まるはず」という竹村医師の読みは見事に当たり、初期研修・後期研修の希望者が増加。潤沢な医師の確保と地域のニーズに即した家庭医療の実践によりセンターの利用者も急増し、講座の設置から３～４カ月で１億円以上の収益をあげた。

亀山市の成功をきっかけに他の地域も寄附講座の設置に乗り出した。2015年までに亀山（亀山市立医療センター）、津（三重県立一志病院）、伊賀（名張市立病院など）の3講座のほか、南伊勢町に地域包括ケア・老年医学講座を設置(8)。津市内の診療所をはじめ四日市や鈴鹿、志摩などにも関連病院が広がり、学生や研修医の教育の場として活用されている。

体験重視の卒前教育

地域での教育は研修医だけにとどまらない。医学部の1、2年生が診療所や病院でEarly Exposure（早期体験実習）を行うほか、4〜6年生の臨床実習では全学生が4週間の診療所実習を体験する。卒前教育から積極的に学外で経験を積ませるというのは三重大学の大きな特徴のひとつだ。

「地域医療は学内では経験できません。ですからほとんどの場合は卒業してから地域に放り込まれ、現場を体験しながら学んでいきます。しかし、私はそれでは遅いと思っています。もっと前に、学生のうちから地域というものを理解し地域に貢献する気概を持って学ぶことが大事。実際、地域の医療を見てみたいという学生も増えています。それには卒前教育が必要です。そして、卒前教育は大学でしかできないのです」

三重大学では、1年生のときから地域医療・家庭医療をしっかり学ぶ機会を与え、興味のある学生を6年間「家庭医療漬け」にするほどのカリキュラムを用意している。

(8) 津地域医療学講座は2016年より三重県総合診療地域医療学講座に変更

1年次の「医療と社会」では、入学当初から継続的に地域や病院での医療に触れ、医の原点、医師としてのあり方（プロフェッショナリズム）について学ぶ。この「医療と社会」の中の「地域医療実習」では週1回の現地体験実習で診療所に赴く。「ここでは『医者を見ず、患者の目線で見てほしい』と指導しています。患者の立場から見た医療はどういうものかを自分の目で見て、触れて、その体験をレポートにして提出してもらいます」

4年次後半から5、6年次は医学部の全学生が地域病院で4週間の臨床実習を行う。実習前のオリエンテーションでは、「プライマリ・ケアの機能・役割を説明できる」「患者背景を踏まえたケアの重要性を説明できる」といった具体的な行動目標を挙げ、実習終了時にはこれらの項目を自分の言葉で語るよう求めている。

「この実習では、期間限定ですが看護学科の学生も一緒に参加しています。これは非常にウケがよくて、医師にとっては看護師が単に医療の補佐をするだけでなく、家庭医療的なことを当たり前のこととして実践していることを身をもって知る貴重な機会になっています。時には実習の中で医学生と看護学生が役割を入れ替えたりして、お互いの立場や役割を理解します。これも非常に面白い効果が表れています」

また、県の地域医療再生基金を使って各地域医療学講座のある施設に学生のための宿泊施設やカンファレンスルームを設置。これにより大学から離れた地域の医療施設でも長期的な実習が行えるようになった。

長期間研修が可能な4カ月コースの設置

さらに、4週間の実習でも足りないという学生のために6年生を対象に4カ月の「長期遠隔地域医療実習」を設けた。

「オーストラリアのフリンダース大学(9)で行われた実験によると、学生の実習をへき地で行うと、学内で実習を受けた学生よりも知識や技能の成長が早く能力も高いという結果が出ています。それを参考に本学でも遠隔地の医療機関で4カ月の実習を行うカリキュラムを用意しました。学生の実習ですからできることは限られ、教える方も大変なのですが、開始から2カ月ぐらい経つと医師と変わらないぐらいの能力を発揮するようになります」

多くの医学部では6年間学外に出る機会がほとんどなく、実習も大学病院などで行われるのが一般的だ。三重大学のように1年次から診療所を体験したり、4週間から4カ月という長期間にわたり地域の医療機関で徹底した実習を行うのは非常に珍しいケースといえるだろう。現場を知ることこそが、地域に貢献する気概を持った医師の育成に不可欠であるという竹村教授のポリシーが貫かれている。

学生のうちから多職種連携を学ぶ

(9) Flinders University 1966年に設立されたオーストラリア南オーストラリア州アデレードにある公立大。オーストラリアで最も早く本格的な地域医療を取り入れた。

実習を重視する卒前教育は、学生同士のつながりも生み出している。泊まりがけの実習などで仲良くなった学生たちが自発的にグループを作って活動を始めたのだ。津市美杉を中心に活動している学生団体「ＭＯＲＥ（モア）」では、古民家を改造して学生と地域住民が交流できる場を作った。さらに多職種連携教育を広げるために「ＩＤＴ－ＭＩＥ」も設立した。ＩＤＴ－ＭＩＥには医学科や看護学科の学生を中心に、三重県立看護大学(10)、鈴鹿医療科学大学(11)、皇學館大学(12)など県内の他大学や名古屋圏の医療系学生も参加し、多職種連携をテーマしたワークショップなどを開いている。模擬患者を使ったワークショップでは、一人の患者に医師、看護師、薬剤師、栄養士、福祉系などさまざまな分野の学生がヒアリングし、それをみんなで話し合うというワークを実施。各自が聞き出してくる内容や関心のある部分などがまったく違うので、最初はお互いにカルチャーショックを受けるという。

さらに視野を広げたワークショップ「顔の見える事例検討会」では、「独り暮らしの要介護の患者を地域でどのようにサポートしていくか」といったテーマを多職種で話し合う。病院や福祉施設などへの移送はどうするのか、緊急時の連絡や対応は誰が担当するのか、食事や栄養面のサポートはどうするのかなど、医療だけでなく多様なサポートのあり方を考えていく。時には住民も参加し、近所の見守り・見回り、送迎、買い物補助など自分たちでできることを洗い出し、地域全体の体制づくりを目指したアイディアを出し合う。

(10) 三重県立看護大学
1997年開学の三重県津市にある公立大学。看護学部と大学院を擁する。
http://www.mcn.ac.jp/

(11) 鈴鹿医療科学大学
1991年創設の三重県鈴鹿市にある私立大学。日本で最初のコメディカル養成の4年制大学。
http://www.suzuka-u.ac.jp/index.shtml

(12) 皇學館大学
1962年開学の三重県伊勢市にある私立大学。1882年（明治15）、神職の養成や神道・学問の研究を目的に創設された伝統ある大学。現在は社会福祉分野でも定評がある。
http://www.kogakkan-u.ac.jp/

「地域住民も含めた多職種で話し合うことは、異文化理解やコミュニケーションスキルの向上にとても役立っています。学生のうちから多職種連携を経験することは非常に重要だと思います」

なかでも地域枠（医学部地域枠推薦）の学生を参加させることに大きな意味を持たせている。「自分たちが地域医療の中心なのだ」と気づかせることが狙いだ。「地域枠の学生こそ本当に地域に役立つ医師として育成しなければなりません。現在三重大医学部には30名以上の地域枠学生が在籍していますが、彼らが中心となって自発的に多職種連携を広げていくことは大きな成長につながるはずです」

教育と研究の場としての地域

竹村医師は、寄附講座を設置している病院や関連病院を、教育と研究の場とすることにも力を注いでいる。そのひとつの例が津市白山町にある三重県立一志病院だ。2006年の町村合併で津市になった地区で、三重県中部に広がる青山高原の東部に位置し、町域の約70％を山林が占めるいわゆる「へき地」である。2000年代の前半から深刻な医師不足に悩み、一時は閉院まで検討されたが、津田教授が在職中に協力医療機関として提携し医師を常駐させた。2007年から三重大学家庭医療学講座の医師派遣が始まり、2012年に津地域医療学講座が設置された。現在では6名の常勤医（指導医３名、後期研修医３名）と３名の寄附講座医師が所属するまでになった。常勤医はすべて家庭医である。２０１４年には三重県へき地医療支援機構の「へき地医療拠点病院」にも指定された。

「単にへき地に医師を派遣するのではなく、教育と研究の場としたことで指導医たちが進んで行ってくれるようになりました。三重大学の寄附講座なら診療能力を落とさずに教育もできるし研究もできる。そのためのフィールドが三重には豊富にあるということをこれまでの実績が証明し、多くの指導医や研究者を呼び込んでいます」

県立一志病院は２００７年以降、県外からも10名の指導医が着任。そのうち４名が現在も県内で勤務している(13)。

さらに２０１６年、三重県は津地域医療学講座をさらに広域に対応させた三重県総合診療地域医療学講座の設置を決定。同院に家庭医療・総合診療の人材育成にかかる教育・研究拠点となる「プライマリ・ケアセンター（仮称）」の設立を検討している。同センターでは、①育成した家庭医（総合診療医）や看護師（プライマリ・ケアナース）を県内の医療過疎地域へ積極的に派遣する、②現在までに構築してきた教育や研究体制をさらに発展させ、プライマリ・ケアに関する教育や研究を担うなどの機能を持たせる計画だ(14)。

家庭医療・地域医療における教育と研究。この二つを大学ではなく地域で展開し、地域で育てた家庭医を県内各地に定着させていく。三重大学医学部の医学教育には次代の地域医療を見すえた明確な戦略がある。

(13) 「三重県立一志病院のあり方について（案）～三重県立一志病院のあり方に関する検討会を踏まえて」（平成28年1月三重県健康福祉部利用対策局）

(14) 同(13)

3　地域で研究し世界へ発信

研究の機会を増やすフェローシップの整備

わが国の家庭医療のエビデンスは、欧米に比べるとまだまだ少ない。その理由のひとつは研究のノウハウを最も蓄積している大学が、地域医療や家庭医療から最も遠い位置にあるからだ。大学にいると地域を研究することができない。一方、地域の医療機関では診療や研修医の教育などに追われ自分の研究を行う時間がない。また、早くから地域に出て第一線で活動している医師たちは、研究や論文執筆のスキルを学ぶ機会があまりに少ない。

竹村教授はこのジレンマを打破すべく、後期研修プログラムを終えた後のキャリアをサポートするフェローシップ⒂の整備に取り組んでいる。地域の中小規模病院や診療所で働く若手・中堅医師に専門性の高い知識とスキルを身につける機会を提供し、同時に日本独自のエビデンスを確立・発信するための取り組みである。

「これまで卒前教育、初期研修、後期研修とシステムをつくってきましたが、そこで

⒂　文部科学省未来医療研究人材養成拠点形成事業「三重地域総合診療網の全国・世界発信」

何が問題になっているかというと教育者が足りないことです。指導医も大学教員ももっと増やしたいのです。研究指導体制を充実させアカデミックな総合病院をつくっていければ、地域医療に対するリサーチマインドを持った医師をもっと効率よく育成できるはずです」

フェローシップコースのひとつ目は「総合診療のためのPhDコース」。臨床・研究・教育を総合的に実施できる大学という環境を最大限に活かし、地域医療学における日本独自のエビデンスの確立を目指す。これは大学院博士課程と同等の位置づけにあり、家庭医療の臨床と家庭医療の研究を両立させながら、4年間で博士号の取得が可能だ。

もうひとつは「アカデミックGP教育コース」。地域で医学教育をする医師のための教育・研修のカリキュラム（セミナー、プログラム等も含む）の開発、およびそれを運営・実施できる教員や指導者の育成を目指したものだ。

さらに、2年間の「総合診療のためのMasterコース」も用意している。医師を対象としており「医学修士号」の資格が取得できる。

遠くにいることの不利益をなくす

県内各地域で地域医療に携わる医師たちは、研究のため大学へ通うことが難しい。

そこで、物理的な距離の問題をクリアするために情報インフラを積極活用している。２０１２年６月、三重大学医学部は附属病院、県立一志病院、亀山市立医療センター、名張市立病院、津医療生協高茶屋診療所の５施設を結ぶテレビ会議システムを構築。優れた指導医をネットワーク内で共有し、離れた場所にいてもリアルタイムでコミュニケーションできる体制を整えた。２０１６年４月現在、テレビ会議システムを導入している施設は11箇所に増え、毎年３施設のペースで増設する計画だ。

「三重県は北川正恭知事の時代にいち早くＩＴ化を進め、県内の隅々にまで大容量の通信ケーブルが敷設されています。そうした情報インフラを最大限に活用し、遠くにいることの不利益を解消しました。各拠点をつないだ合同カンファレンスや、フェローシップセミナー、ディスカッションなどもストレスなく行えます。お互い顔を見ながらできるので電話やメールよりも濃密にコミュニケーションができ一体感も生まれます」

ＩＣＴはテレビ会議以外にもｅ－ラーニングやｅ－ポートフォリオなどにも活用され、「総合診療医のためのＰｈＤコース」と「アカデミックＧＰ教育コース」の共通科目もｅ－ラーニングで受講できる。

また、ＩＣＴはワークライフバランスの確保にも役立っているという。子どもの世話のため外出できないときも自宅から回線をつないでセミナーやミーティングに参加することができるのだ。出産や育児のため一時的に職場を離れても、インターネットを介して関係性を維持しておくことは、本人にとっては将来のスムーズな復帰につながり、大学側にも貴重な人材を眠らせずにおくことができるというメリットをもたらしている。

日本独自のエビデンスを

県立一志病院は人口減少と医療過疎のまっただ中にある病院だったが、寄附講座による指導医・研修医の確保とＩＣＴを駆使した情報ネットワークにより大学病院と変わらぬ環境を整え、なおかつ地域に根ざした高度な教育・研究を実践する県内で最も先進的な医療機関に生まれ変わった。遠隔地であることのデメリットを克服したことで、現地にいなければ見えない問題や地域特性に即した医療のあり方を科学的に研究することが可能になった。現在は、家庭医を中心とした地域医療や地域医療を担う人材の教育、医療や教育に関する研究に取り組むことにより、全国の医療過疎を解決する病院のモデルになることを目指している。

同院では大学病院総合診療科と連携した研究に関する勉強会を定期的に開催し、大学院生・指導医・研修医を対象に統計学、疫学、医学教育学などの講義を行っている。また、２０１３年からは看護部長をリーダーとする「研究やろう会」を発足し、月１回の定期検討会を開催。着実な成果につながっている⒃。

２０１５年度の研究発表数は原著論文（英文・和文）、雑誌、学会発表などを合わせて

⒃　県立一志病院で実習した医学生・研修医等の状況（平成27年11月　県立一志病院）

27編(17)。これらの研究成果はＷＯＮＣＡアジアなどにも発表されている。

「家庭医療学教室全体では英語論文だけで年間7編ほど出しています。ＷＯＮＣＡにも毎回10名以上の学生・教員が参加し、『三重大は今年も大勢来てるね』と言われるほど。日本における家庭医療のエビデンスはここ数年着実に増加しており、海外からも高い評価を得ています」

研究テーマの多くは行動科学や地域医療学の領域で、「日本における患者中心性とは何か」「包括的医療と患者の受療行動」「医師の行動・態度による患者満足度の違い」「住民の食習慣や運動習慣と健康への影響」など、地域住民の生活や行動に深く切り込んだ調査に取り組んでいる。1万4000人規模のコホート研究も行っており、研究調査の結果は自治体の医療政策にも活かされている。

「自分たちの研究が、自分たちの暮らしている地域に直接役立つというのは、地域医療に携わる医療者にとって大きなやりがいになっていると思います」

4　原動力は「夢」と「情熱」

(17) 同(16)

自分がフロントラインに立っていること

子どもの頃から束縛されるのが嫌いだったという竹村医師にとって家庭医療はとても魅力的な世界だった。

「臓器別専門医は基本的に自分の専門分野に特化しますが、総合診療は何をやっても許される部分がある。循環器も整形外科も皮膚科も眼科も扱える。その自由さが僕にとっては魅力だったのです。誰かに指図されることも制限されることもありません。しかも、自分がその分野のフロントラインで走っていられる。私が家庭医療に惹きつけられた要因はそこだと気づきました」

大学の医局の、教授を頂点としたピラミッド構造の中でキャリアアップを目指すよりも、日本の医療界の最後のフロンティアともいえる総合診療・家庭医療のなかで自ら開拓者になることを選んだ。自分がフロントラインにいれば誰にも束縛されないからだ。三重大学が次々と打ち出している教育・研究のシステムも、従来の日本の医学教育にはなかったものを一から作り上げている。海外の家庭医療先進国からノウハウを輸入するだけではなく、「日本には日本の家庭医療がある」として自分たちの手で後進を育成し、エビデンスを積み上げる。その自由でパワフルなフロンティアスピリッツを大学医学部の中で発揮しているというのは非常に斬新だ。家庭医療のフロントラインは医学教育の新たなフロントラインであるのかもしれない。

世界に冠たる研究を日本から

「夢」と「情熱」。
これが家庭医療のキーワードと考えています。
大きな夢と熱い情熱を持つみんな、
いっしょに進んでいきませんか？

三重大学大学院医学研究科・家庭医療学サイトの竹村教授のページにはこのような言葉が書かれている。「夢」と「情熱」は竹村医師のモチベーションの源泉だ。

「今はまだ家庭医や総合診療医が夢を持てない時期。総合診療科を置いている大学病院もまだまだ少ない。でも、大学でも地域でもどんどんトライ&エラーすればいいと思います。想像力を膨らませて、自分が開拓者になるべく、やれることをどんどんやっていく。夢を持って情熱で突っ走ることはすごく大事なんです」

将来の夢として抱いているのは、海外で家庭医療を目指している学生が日本で学べるようになること。すでにインドネシアの学生が三重大学で地域医療を学んでいる。日本の家庭医療はすでにグローバル化しているのだ。世界を視野に入れた竹村医師の思いはますます熱を帯びて膨らんでいく。

「臓器別専門の分野は数十年前から世界を相手に競争しています。海外の文献を読むのは当たり前、海外で何をやっているかは当然知らなければならない。その上で日本で何をするのか。総合診療や家庭医療も世界を相手にそれをやらなければならないのです。だから我々は世界と対等に議論できるように、絶対に負けないぞという思いで毎日研究に取り組んでいます。そして、きっと世界に冠たる日本独自の研究が成し遂げられると確信しています。日本の大学の総合診療・家庭医療はもっともっと頑張らなければなりません。大学の中にいても地域医療の研究はできるはず。医学生を育てられるのは大学だけなのです。大学で家庭医は育成できないという人もいるけれど、『できる』と思えばできるはず。夢と情熱を持ってやればできるのです」

第3章

2

家庭医の育て方

1　地域を診る、地域を知る

地域基盤型医学教育

医療技術の高度化や疾病構造の変化など医療を取り巻く環境は急激に変化し、医師の養成に求められる教育体制も時代とともに移り変わっている。２００４年には新医師臨床研修制度がスタートし、卒後2年間の初期研修が義務づけられた。プライマリ・ケアを理解し、全人的な診療ができる基本的な診療能力の習得が目標だ。ここ数年はプライマリ・ケアの重要性が再認識され、患者のケアに当たる主な場所が大病院から地域の診療所・中小病院にシフトしてきている。これにより、医学生や研修医がまず学ばなくてはならない基本的診療を経験する場も、大学病院や大規模総合病院などの3次医療機関から地域密着型の医療機関へ移行することが求められるようになってきた(1)。

こうしたニーズに応えるのが地域基盤型医学教育（Community-based Medical Education）で

(1)「新・総合診療医学　家庭医療学編　第2版」(藤沼康樹編集　カイ書林　２０１５年) ４９２頁

ある。『新・総合診療医学　家庭医療学編　第2版』（カイ書林　2015年）には、「地域基盤型医学教育は一般的に3次医療機関や大きな2次医療機関以外で行われる教育を指している」と書かれ、教育を行う場はプライマリ・ケアを提供している医療機関であるべきだとしている。プライマリ・ケアの基本である包括性・継続性を日常診療で実践し、まだ臨床的診断のついていない患者を診察するところから、診断が決定された後も継続して診つづけるところまでをカバーしていることが条件となる。

　そこで行われる教育は、疫学、予防医学、公衆衛生学、地域の特異性、疾患の社会的影響とヘルスケアシステムの理解などが網羅され、臨床的目的として①総合診療に対する理解、②地域における専門診療に対する理解（地域に専門医がいない場合も含めて）、③多分野が同時に経験できることなどが重要だとしている(2)。

臨床、施設、個人、社会の4つの軸

　地域基盤型医学教育には以下の4つの軸がある(3)。①臨床の軸（医学生が医療チームの一員として患者ケアに参加する）、②施設の軸（医学生を送る大学側と受け入れる医療機関側が密接に連携をとることで地域の臨床医にもアカデミックな参加を促す）、③個人の軸（医師個人の価値観や人生）、④社会の軸（診療所に来る人だけでなく、来ない人にも目を向けること）。特に④社会の軸は、地域基盤型医学教育に特有

(2) 同(1)

(3) 同(1) 494頁

の軸である。なぜなら地域医療はその地域ごとにまったく異なる社会背景を持ち、自治体の保健行政や公衆衛生の取り組み方、地域住民のニーズ、歴史や文化によって培われた地域性、気候風土など多様な要因が存在するためだ。その土地で提供される医療にこれらの要因がどのように影響しているか、その中で提供すべき医療はどのようなものかを学ぶ。

そのためにはある程度の期間、地域の診療所に常駐し、直接地域に触れることが不可欠だ。実際にその土地で生活し、患者や住民と接し、あるがままの姿をリアルに感じることが重要になる。この「リアル」な感覚こそが地域基盤型医学教育の根幹である。

しかし、日本の医学教育は地域の現場をリアルに体験できる機会があまりに少ない。地域医療実習を設けている大学でも、診療所や施設での実習は長くても1カ月程度。数カ月単位の長期実習を導入しているのは、前節で紹介した三重大学医学部のほか数えるほどしかない。

また、地域で学生や研修医を指導する指導医もまだまだ足りない。現場のリアルな体験から地域医療を学ぶには、同じように地域を診つづけている家庭医・総合診療医が中心となり地域医療マインドも含めた教育をするのが最もふさわしいのだが、この点でもわが国の教育体制はまだ十分とはいえない。

地域に教育の場を広げる取り組み

そんななか、現役の家庭医・総合診療医を中心に、地域をフィールドとした教育を広げる取り組みが進められている。公益社団法人地域医療振興協会（JADECOM）(4)は、2015年6月27日(土)、28日(日)に「第3回JADECOM総合診療フォーラム」（会場：東京都千代田区）を開催。「地域医療と総合診療医」というテーマで、シンポジウムやセミナーを行った。メインシンポジウムでは「地域で総合診療医を育てる」と題し、厚生労働省や自治医大卒業生、全日本病院協会、地域医療機能推進機構がそれぞれの立場から討論、総合診療医を地域で育成することの有効性について議論が交わされた。地域医療振興協会の副理事長であり地域医療研究所所長の山田隆司医師（第4章第1節参照）は、シンポジウムの中で「総合診療領域については実際の地域に身を置くことが最も学びやすく、地域こそ総合診療医にとって重要な研修の場となっている」と語っている(5)。

ジェネラリストを目指す人材を育てる「Teachers の会として発足した「ジェネラリスト教育コンソーシアム」(6)は、2015年4月に開催された第7回の会合（会場：兵庫県神戸市）で「日本の地域医療教育イノベーション」と題した討論会を開き、全国から集まったジェネラリストが日本の医学教育の現状を分析し問題提起している。これまでのコンソーシアムの活動報告は寄稿論文とともに書籍化されており、第一線で活

(4) へき地を中心とした地域保健医療の調査研究及び地域医学知識の啓蒙と普及、地域保健医療の確保と質の向上等住民福祉の増進、地域の振興に寄与することを目的として設立。1986年に社団法人地域医療振興協会設立。2009年12月に公益社団法人へ移行。

(5) 「月刊地域医学」（2015年9月 Vol.29 No.9）

(6) 運営企業：株式会社尾島医学教育研究所、会長：藤沼康樹 http://consortium-ceg.jimdo.com/

躍するジェネラリストたちの示唆に富んだ提言の数々を読むことができる。

また、総合診療医向けの月刊誌『治療』（南山堂）では2015年8月号（Vol.97 No.8）で「研修医の育て方@診療所」という特集を組み、現場で指導に当たる医師たちが診療所での研修についての事例を紹介している。その巻頭で編集幹事の雨森正記医師（医療法人社団法人弓削メディカルクリニック院長／滋賀家庭医療学センター長）は「20年以上前のわが国の医学教育の中にはほぼ存在しなかった診療所での教育が、次世代の総合診療専門医に必要と認められたことは感慨深い」と述べている。

大学と自治体・市中病院が提携した寄附講座も地域での教育の場を広げている。前節の三重大学をはじめ筑波大学などの実績は、実効性のある優れたモデルケースとして認められ、他の大学にも広がることが期待されている。

超高齢社会の到来により、半ば否応なく選択せざるを得ない「病院完結型」から「地域完結型」へのシフトはまさに「言うは易く行うは難し」であり、行政や自治体の施策が十分になされているとは言えない。しかし現場の医師たちは自分たちのなすべきことを明確に見すえており、それを実現するための情熱と行動力とノウハウを惜しみなく注ぎ込んでいる。それこそが長年受け継がれてきた医学教育の伝統であり、時代の要請に応じた医学教育の変遷は、地域の最前線で現場に向き合い続けてきた医師たちの経験と創意工夫の積み重ねからもたらされている。

2　省察的実践家

家庭医を特徴づける資質

これまで取材してきたすべての家庭医が、その医師人生のなかで常に意識しているのが「省察的実践家（Reflective Practitioner）」である。省察は「せいさつ」と読むが、最近は「しょうさつ」と読む場合も多い。省察は「自分を省《かえり》みて、その善し悪しを考える」という意味で、省察的実践とは実践を通して自分自身を省み、そこから得た反省を次の実践へつなげる行為である。

アメリカの哲学者ドナルド・ショーンは著書『省察的実践とは何か』（1983年）において、自身の行為を省察し実践を通して知識を得る「省察的実践者」という新しい専門家像を示した。ショーンの定義によると、現代のプロフェッショナルは、従来型の専門家像とは異なる構造を持っている。それは、現場の実践のなかにある「知と省察」である(7)。専門家は、ある分野の知識や技術、能力、価値観を身につけ、日々それを実践している。ところが、それらを超える未知の問題に直面したとき、それまで

(7)「省察的実践家（Reflective Practitioner）とは何か　総論」（藤沼康樹　日本プライマリ・ケア連合学会誌 Vol.33 (2010) No. 2　p.215-217）

の経験を総動員してこの状況を乗り切ろうと行動を起こす。どうにか問題を乗り越えることができると、その状況を振り返り、評価し、再び同じような場面に出会ったときに役立ちそうな実践の理論や手法を獲得する。つまり新たな経験を積んで成長するのである。これを随時繰り返し、経験と学びのサイクルのなかで成長し続けるのが省察的実践家だ。

省察的実践は、家庭医の成長過程で非常に有効に働く。特定の個人や家族、地域に深く関わるほど状況が複雑で曖昧になる家庭医療には、不確実・不確定な要素が多く、一般的なセオリーから外れた予想外の展開が常に存在する。普遍性のない対応が求められる領域で判断を下していくには、エビデンスに裏打ちされた臨床的なアプローチの他に、医師個人の実践的知恵、常識、倫理観、人間や地域への理解、現場対応力などの資質を磨き続けなければならない。そのためには、日々の出来事を振り返り、上手くいったことや上手くいかなかったことについて分析し、次はどうするかを考え準備することが必要だ。

3つの振り返りと言語化

振り返りには3つの段階があるとされている。ひとつ目は「行為の中の省察（Reflection in action）」。予想外の展開をなんとか切り抜けようと、頭の中の引き出しを全開にしている状態だ。２つ目は「行為に基づく省察（Reflection on action）」。事態が収まった後に、起きた出来事について振り返り、言語化する行為である。振り返りと言語化は省察的実践において非常に重要とされている。特に言語化は、経験のなかで培ってきた「勘」「直感」「加減」といった感覚的なものを自分自身や他者に対して明確に示すのに不可欠だ。診療の現場における曖昧で不確実な一面は、これまであまり言語化されてこなかったし、そういう教育も行われてこなかった。自分の感情や心の中のモヤモヤした疑念、不確定なまま存在し続ける諸事情を言葉に表すことは、慣れていない人には難しいかもしれないが、紙に書き出したりチームや職場で話し合う場をつくるなどして習慣化することが望ましい。３つ目は「行為のための省察（Reflection for action）」。振り返りから自分なりの考えをまとめ、次のステップへ進むための教訓や課題を見つける行為である。自分が体験した出来事を振り返って反省することは、すべての社会人が多かれ少なかれ日常的に行っていることだ。だが、その反省を教訓や新たな知恵へつなげていける人は少ないのではないだろうか。省察的実践では、次の実践のための理論にまで確実に昇華させることが重要であり、成長のサイクルをつくり出す重要なプロセスとなる。そのプロセスは「ポートフォリオ」という形で記録・アーカイブ化され、折に触れ読み返すことで実践のための知恵を自身の中に根づかせている。また、それを公開することで職場や多職種間でノウハウを共有したり、研修医の指導などにも使われている。

家庭医は、主に後期研修のなかで振り返りと言語化のトレーニングを徹底して行い、省察的実践家の素養を身につけていく。客観的に状況を分析し、そこで何が起きていたのか、自分はどう感じたか、この経験にはどのような意味があるのかを言語化し体系づけていくことで、自分の中に価値判断や行動基準のモノサシをつくっていくのだ。そして、そのモノサシは省察的実践を繰り返すことで多様化し、柔軟性を高め、予想外の展開への対応力を強化していく。

実際、これまでに出会った家庭医はほぼ例外なく、自分の考えや感覚を言語化する能力に長けている。自分のとった行動の意味や裏付けを、自分の言葉で明快に語ることができる。それを周囲に伝えることで知恵やノウハウが共有でき、後輩の育成や職場全体のスキルアップに役立てているのだ。

家庭医自身を変えていく省察的実践

多くの家庭医が異口同音に語るのは、「家庭医として生きていると、自分のなかの家庭医像がどんどん変わっていく」「5年前と今とでは家庭医療のとらえ方がまったく違っている」といった言葉だ。学生時代から家庭医に対するイメージを明確に抱いていた医師でも、現場での経験を重ねるとそれがほんの一面に過ぎないことに気づくという。指導医や上司からさまざまな影響を受けた研修医時代、初めて赴任した病院や診療所で接する性格も価値観も違う個性的な人々、成功も失敗もごちゃ混ぜになった怒濤の日々……。ときには悩んだりあがいたりしながらも、その時々の出来事や体験を省察し続けることで、自分の中の家庭医像がダイナミックに様相を変えていく。理想の家庭医の姿は一通りではなく、完成形もない。永遠に続く省察的実践とともに、幅広く多様に変化し続けていくものなのだろう。家庭医の実像が把握しづらく、説明が難しい理由はまさにここにある。

また、室蘭市でまちづくりに取り組んでいる本輪西ファミリークリニックの佐藤医師のように、自分が関わっている取り組みのなかにも省察的実践が取り入れられている。省察的実践家としてまちづくりを見ている佐藤医師は、自分と自分を取り巻く状況を冷静に観察し、そこで起きていることをさまざまな角度からとらえて振り返り、言語化し、次の実践へ活かす。これも、家庭医がまちづくりに参加するメリットのひとつといえるだろう。

彼らが日々当たり前のように行っている省察的実践は、彼らのもとで学ぶ研修医たちにも教えられていく。優れた省察的実践家は優れた指導医の基本要件でもあるのだ。マクウィニーは、「医師としての発展の主要な源は毎日の診療の経験にあり、新しい医学知識を勉強しても医師自身が自分の経験を深く振り返らない限り、大きな助けにはならない」と説いている(8)。家庭医療は人間関係への依存度が高く、また知性だけでなく感情を教育する医学でもある。科学だけではとらえきれない人間の感情を

(8)「マクウィニー家庭医療学」(訳・葛西龍樹・草場鉄周　2013年　ぱーそん書房)241頁

学問として教育することは、これまでの医学教育ではあまり重視されてこなかった。雨森医師は「プライマリ・ケアの分野では、臨床や研究に比べて教育というものをサイエンティフィックにとらえてきませんでした。今、プライマリ・ケア連合学会は教育に大変力を入れており、教育体制やプログラムの整備を推進しています。手厚い教育こそが優れた家庭医・総合診療医を育成するカギとなるのは間違いありません」と語る。学会では研修プログラム以外にも、若手医師向けのセミナーや研究会をひんぱんに開催し、その中では必ずと言っていいほど省察的実践に関連するレクチャーやワークショップが行われている。

3　生涯教育

一生学び続けるために

医師とは、一生学び続け、成長し続ける職業である。医学情報は5年経つと古くなると言われ、医学雑誌や医療系サイト、ジャーナルなどに目を通したり、講習会に参加して最新情報を入手するなどの努力が必要だ。だが、家庭医療における生涯教育は、臨床研究などのアカデミックな実績を積むためというより、日常的に提供される医療の質を維持・向上させるためのものと考えられている。コモンディジーズがメインであっても、極めてまれな症例や速やかに専門医へバトンタッチしなければならない疾患を見逃さないための知識・技術の習得も必要であり、内視鏡などの手技を必要に応じてレベルアップさせなければならないこともある。患者や地域住民との関係性の上に成り立っているといっても、基本的な診療能力が高いレベルで維持されていなければ本末転倒である。常に学ぶ姿勢を維持するというのは、ある程度の年齢になると肉体的・精神的にも厳しくなるものだが、省察的実践を身につけている家庭医は、すでに生涯にわたって学習を継続するための能力が身についているようなもので、セミナーや研究会などの生涯教育に精力的に取り組む家庭医は少なくない。

　医師が自身のパフォーマンスを存分に発揮するためには、知識・技術、態度、問題解決能力などの「コンピテンシー」、チームの力量や施設運営の質、医療を取り巻く制度などの「システム」、医師の性格や人間性、精神的健康など「個人的資質」の3つをバランスよく向上させ、専門職としての成長を促すことが重要で(9)、成長の機会を提供する意味でも生涯教育の担う役割は大きい。

(9) 同(1) 503頁

家庭医のホームカミングデー

２０１５年11月７日(土)、８日(日)の２日間、大阪市西区にある大阪科学技術センターに日本全国から多くの家庭医・総合診療医が集まった。日本プライマリ・ケア連合学会が年２回、春と秋に開催している生涯教育セミナーの秋季セミナーである。雨森医師はプライマリ・ケア連合学会の生涯学習委員会委員長を務めており、この日も忙しく運営に携わっていた。

プライマリ・ケア連合学会では、年１回開催される学術大会をはじめ、春季・秋季生涯教育セミナー、生涯教育Hands-onセミナー、若手医師のための家庭医療学セミナーなど多彩な教育機会を設けている。生涯教育ＷＥＢ講座ではｅ－ラーニングでの受講も可能だ。セミナーやｅ－ラーニングで提供されているコンテンツは幅広く、各専門科の臨床研究・実践から英語論文の書き方、プロフェッショナリズムの涵養まで多岐にわたっている。

学会では、①今の自分に足りない分野を補強する、②医学生や他科、他職種の人たちに家庭医療の基礎を教える、③各専門科の臨床研究・実践の最新情報を伝える、④家庭医療に関わらず医師として知っておくべき要素を身につけるなどの目的に沿ったコースを用意している。

「例えば、医療倫理学や利益相反の問題、診療する機会の多いコモンディジーズについてのブラッシュアップなど、個人ではなかなか勉強する機会がないテーマを選んでいます」と雨森医師。

11月に行われた秋季セミナーでは泌尿器や感染症、糖尿病診療などの臨床系テーマのほか、ポリファーマシー、診療所の質改善、e－ポートフォリオの活用法、医療人類学などユニークなテーマのワークショップが開催され、いずれも参加申し込みが定員に達する盛況ぶりだ。医学生や研修医以外にも看護師、薬剤師なども多く、家庭医療・総合診療に対する関心の高さをうかがわせる。

全国から集まった参加者たちは、初期・後期研修でともに学んだり、過去のセミナーで知り合ったりした旧知の仲であり、久しぶりの再会を楽しんでいる。セミナー後の懇親会でも会場のそこかしこで熱い議論が交わされ熱気に包まれていた。

学会認定の家庭医療専門医は、全国に約500人（2015年10月現在）。医療界全体から見ればマイノリティだが、その分学会員同士のつながりは強い。雨森医師は、大学の同門よりも学会の方が「ホームに近い」と感じる医師も多いという。

「全体の人数がまだ少ないので、それぞれの勤務地が全国各地に分散しています。一人診療所などでは相談相手となる先輩や同僚が近くにおらず、自分のやっていることが正しいのかどうかを確認したり、困難を乗り越えるために励まし合う機会が圧倒的に少ない。学術大会やセミナーはそうした人たちがホームに帰ってくる場所でもあります。久しぶりに顔を合わせ、お互いの活動を報告しあい『自分たちがやっていることは間違っていないよね』と確かめ合うことができる貴重な場。学術大会やセミナーは家庭医にとってのホームカミングデーなのです」

第4章

回帰と展望

第4章

1

地域から見た日本の医療

１　自治医大の背負ってきたもの

地域医療のトップランナーに会いに行く

日本プライマリ・ケア連合学会の理事を務める山田隆司医師は、前作『家庭医という選択』を執筆していた頃から会いたいと願っていたキーマンの一人だ。山田医師は自治医科大学(1)の三期卒業生で、卒業後は岐阜県揖斐《いび》郡久瀬村（現・揖斐川町）の診療所に赴任し、20年以上にわたり山間部の過疎地で地域医療に取り組んできた。１９９８年には久瀬診療所を介護老人保健施設や居宅介護支援事業などを持つ複合施設「揖斐郡北西部地域医療センター」につくり変え、初代センター長として地域包括ケアの実現を目指した。

翌年、自治医大の卒業生が中心となって設立した地域医療振興協会の常務理事と（現在は副理事長）なり、全国規模での地域医療支援や総合医育成などに力を注ぐ。２００９年からは地域医療振興協会が管理する医療施設のひとつである東京都台東区

(1) 自治医科大学　1972年設立。医療に恵まれないへき地等における医療の確保向上及び地域住民の福祉の増進を図るため全国の都道府県が共同で設立した学校法人。

立台東病院の管理者に就任した。地域医療振興協会が発行している「月刊地域医学」の編集委員長でもあり、毎号巻頭に掲載されているインタビューでは地域医療・総合診療に尽力している医師たちと熱い議論を交わしている。これまで取材してきた家庭医とは少し違う、「地域」への思いを強く感じる記事である。

また、自治医大出身であることも興味深かった。自治医大は、医療に恵まれないへき地や離島における医療の確保・向上、地域住民の福祉の増進を図るために全国の都道府県が共同で設立した大学で、卒業生のほとんどは出身都道府県の医療機関に派遣される。１９６０年代から深刻化してきた地方の医師不足・偏在問題を改善し、医療過疎に悩む地域住民の要望に応えるための医科大学であり、建学の理念は医師としてのアイデンティティにも大きく反映されている。自治医大の卒業生はどのようなフィールドで医療に携わっているのか、どのような現実と向き合っているのか、日本の医療の現状をどのように見ているのか、地域の最前線に立ち続けてきたベテラン医師の見解を聞いてみたかった。

訪ねたのは東京都台東区千束にある台東区立台東病院。千束は「浅草の観音様」で知られる浅草寺の北に位置し、江戸時代には「新吉原」と呼ばれる遊郭の建ち並んでいたエリア。１９５８年の売春防止法の成立で色街は消滅したが、狭い路地が入り組む古い町並みは今も住宅や店舗として使われている。かつての猥雑な雰囲気は薄れ、人情に厚い下町情緒が程よく残されている江戸っ子の街だ。

台東病院は２００９年に旧東京都立台東病院の跡地に建てられた区立病院で、一般病棟・回復期リハビリ病棟・療養病棟の計１２０床を持つ。診療科は総合診療科のほか整形外科、リハビリテーション科、眼科、耳鼻咽喉科、皮膚科、泌尿器科を揃え、８階建ての建物の６～８階は老人保健施設「千束」が併設されている。天井の高いエントランスは木の床や壁が落ち着きと温かみを感じさせ、新築から数年ということもあり清潔感のある明るいイメージが印象的だった。

　スタッフに案内された応接室で待っていると、カジュアルなセーター姿の山田医師が現れた。堅苦しい雰囲気はまるでなく、ゆったりと椅子に寄りかかると穏やかな口調で話し始める。最初は初対面のインタビュアーに対しどこまで話してよいのか迷っているようにも見えたが、揖斐郡の山村で過ごした日々や、地域から見た日本の医療の課題など、経験と実績に裏打ちされた骨太なストーリーに引き込まれていった。

へき地・離島に医療を提供する義務

　自治医科大学、防衛医科大学(2)、産業医科大学(3)の３大学は、設立の経緯や特性から「目的別医科大学」と呼ばれている。防衛医大は医師である幹部自衛官となるべき者を養成することを目的としており、産業医大は産業医学や産業保健を担う医師の育成が目的だ。国公立や他の私立大との大きな違いは、入学試験や学費などに特別な規

(2) 防衛医科大学校
１９７３年に設立された防衛省の組織。学生は防衛省職員（特別職国家公務員）であり被服、食事等はすべて貸与・支給される。

(3) 産業医科大学
教育基本法（昭和22年法律第25号）及び学校教育法（昭和22年法律第26号）に基づき、労働環境と健康に関する分野における学問の振興と人材の育成に寄与することを目的及び使命としている。
１９７８年設立。

定が設けられていることと、支給・貸与された学費や生活費の返還義務免除の条件として卒業後数年間は大学や自治体が指定する職場に勤務することが義務づけられていることだ。自治医科大学では卒業後9年間は出身都道府県のへき地などの診療所に勤務することが義務づけられている(4)。

「私は岐阜県出身なので、卒後2年間岐阜県内の医療機関で全科ローテーションの研修を受け、その後揖斐郡久瀬村の診療所に赴任しました。2000人ぐらいの村に医師は私一人。卒後研修の有無や期間については各都道府県に一任されていたので、一期生の中にはわずか半年の研修を受けただけで離島へ一人で赴任したという人もいます」

当時は医学部を卒業すると自分が専門とする科の医局へ所属し、大学病院や市中病院などを経験しながら臓器別専門医のキャリアを積むのが一般的だった。山田医師が受けた2年間の研修は今でいう初期研修に近いものだが、全診療科を一通り経験するという感じで、総合診療や地域医療を専門的に学べるわけではない。多くの卒業生は十分な経験を積むことができないままへき地や離島に赴き、数百~数千人の地域住民を相手に孤軍奮闘することになる。

「私たちの世代は、総合医や家庭医という言葉を概念として持っていたわけではありません。むしろへき地や離島に数年間赴任することは、スペシャリストとしてのキャリアアップが遅れることを意味していました。イギリスのGP(General Practitioner:総合

(4) 義務年限は修学資金貸与期間(在学期間)の1・5倍。6年間で卒業した場合の義務年限は9年間となる。

診療医）は今でこそ社会的地位を獲得していますが、数十年前まではスペシャリストより格下の質の悪い医者と見なされていて、私たちもそうなるのではないかという危惧もありました。ですから、当初は地域医療の仕組みをつくり牽引するという意識はなく、医師不足に悩む地域で数年間の義務を果たすという感覚だったのです」

診療所では子どもからお年寄り、妊婦まで年齢も症状も多様な患者に対応する。「専門が違う」「夜間休日は受け付けない」「人手が足りない」といった理由で断ることは基本的に御法度だ。風邪や腹痛などの軽症患者から、一次救命処置をして町の大病院へ転送する救急患者まであらゆるケースが対象となる。夜中に往診を頼まれたり、休日に急患の対応をすることも珍しくない。大学で教わっていなくても、経験がなくても、相談できる上司や先輩が近くにいなくても、たった一人で立ち向かわなくてはならないのだ。

その一方で当時、風邪と高血圧と神経痛はへき地の三大疾患と呼ばれ、それだけで日常診療の７割程度になるという。スペシャリティを極めたいと思っても、学会で発表できるような貴重な症例に出会ったり検証に必要な症例数を集めることが難しく、アカデミックな研究に取り組める環境からはほど遠い。高度な医療に携わる機会が少なく、自分のキャリアアップにもつながらないへき地での勤務は何の価値も見出せない不遇な環境だった。山田医師は「おそらく自治医大の卒業生の多くが赴任先で同じような思いを抱えていたのではないかと思います」と語る。

長く暮らすと違う世界が見えてくる

ところが、数年が過ぎ患者さんや近所の人たちと顔なじみになると、病気以外のことが分かるようになってきた。例えば、Aさんは我慢強くめったに「痛い」と言わないが、Bさんはしょっちゅう「頭が痛い」と訴えてくるといった具合に、一人ひとりの性格や体質、かかりやすい病気、生活スタイルなどが把握できるようになってきたのだ。

「最初の頃は、コミュニケーションにも苦労しました。同じ症状の患者さんには同じ対応をしているのに相手の反応が全然違うのです。『なぜこの人はこんな反応をするのだろう』と思ったのですが、何年も住み続けていると、『こういう人だからこういう言い方をした方がいい』と言葉を使い分けるようになる。往診に行けばさらに家庭内の多くのことが見えてくるので、『おじいさんの介護をお嫁さん一人でやるのは大変だから介護ヘルパーを頼んだ方がいい』とか、お姑さんに『おたくのお嫁さん、かなり疲れているようだから少し考えてあげた方がいいよ』といった助言ができるようになります。家族の事情が分かってくると、頭痛や腹痛といったありふれた症状にも多様なケアの仕方があることに気づきます。患者さんの話をよく聞き、家族関係や環境を調整してあげることで治る頭痛もあるのです。あるいは、普段の状況を知っているからこそいつもと違う兆候を見逃さずにすむというメリットもあります。幅広く見る診療能力はもちろん必要ですが、一人の患者やひとつの家族、ひとつの地域のニーズに柔軟に応えていく能力も重要で、そのスキルやノウハウを持っているのはここでは自分しかいない。この地域の誰かが『お腹が痛い』と言って駆け込んできたら、最も早く正しい診断にたどり着くのは自分だという自信が生まれました。心臓や脳外科のスペシャリストではないけれど、人や地域のことを深く知り、そこに適切に関わっていくのも面白いなと感じました」

トライ&エラーで身につけたジェネラリズム

家庭医を目指していたわけではないが、赴任先の山村で経験的に家庭医療の本質を身につけていった山田医師。自治医大の卒業生の中には、山田医師と同じような経緯を経て家庭医療や地域医療の面白さを発見した人は少なくない。個別的な信頼関係を培うことに達成感を感じ、スペシャリストからジェネラリストへ緩やかにシフトしていった。

「理念や教育のベースがないままに、とにかく義務だということで地域へ送り出されたけれど、逃げずにやり続けたことで価値観が変わり、住民の信頼も得て、地域にあるべき姿が分かってきた。いろんなことをやりながら、トライ&エラーを繰り返してジェネラリストになってきた。初期の卒業生の多くは、そういう経験をしています」

臓器別専門医への道が主流とされてきた日本の医療界で、自身のキャリアアップが遅れることに不安を感じながら義務年限を勤め上げる医師がいたことは事実だ。しかし、山田医師のように目の前の患者に向き合い続けることで新たな目標を見つけ、義務年限を終えても地域にとどまる医師も増えている。

とはいえ、毎年次々とへき地へ送り出されていく卒業生たちが、それぞれの赴任先で何年もかけてトライ&エラーを繰り返すのは効率が悪い。自分たちが得たエッセンスを教育に活かし、魅力ややりがいを感じて地域医療に取り組む人材を育むことが必要だ。そこで山田医師は揖斐郡北西部地域医療センターを設立し、同僚の吉村学医師（現・宮崎大学医学部地域医療・総合診療医学講座主任教授）とともに、医学生や研修医の育成に本格的に取り組んだ。センターでは「地域で学び地域でともに育つ」を合言葉に国内外の研修生を開設以来1000名近く受け入れ、海外の家庭医療の指導医や学生研修医も毎年のように訪れている。世界レベルの教育・研修を受けた学生研修医たちは全国各地へ巣立ち、センターは今や地域医療教育のメッカになっている。

2　臨床の原点へ戻る

へき地・離島に凝縮されている歪み

　自治医大の卒業生たちが直面するへき地・離島の医療体制は、実際はどのような状況なのだろうか。医療分野における「へき地」とは「交通条件及び自然的、経済的、社会的条件に恵まれない山間地、離島その他の地域のうち、医療の確保が困難である地域をいう。無医地区、無医地区に準じる地区、へき地診療所が開設されている地区等が含まれる」と定義されている(5)。２０１０年の厚労省「へき地保健医療対策検討会報告書(6)」によると、へき地診療所に勤務する常勤医の数の平均は１・２人。無医地区などに対し巡回診療や代替医師の派遣を行うへき地医療拠点病院では、２６３施設中44施設（16・7％）で医療法施行規則に規定する標準医師数を満たしていない。

　また、日本には本州や北海道、四国、九州および沖縄本島を除く約６８００の島が離島とされ、そのうち沖縄、奄美群島、小笠原諸島を除く有人島（２５４島75地域）が離島振興法による離島振興対策実施地域に指定されている(7)。こちらも医師不足は深刻で、離島の約４割が医師不在である。特に深刻なのが産婦人科医で95％以上の離島に産婦人科医がいない。少ない人員であらゆる診療科を24時間３６５日対応するのは並大抵の労力ではなく、恒常的な人材不足と労働環境の厳しさが若手医師をへき地・離島から遠ざけてしまうのも致し方ないことだ。医師不足や偏在はすでに１９６０年代

(5) 公益社団法人地域医療振興協会　へき地ネット　http://www.hekichi.net/index.php/hekichitowa/towa_c

(6) へき地保健医療対策検討会報告書（第11次／平成22年）http://www.mhlw.go.jp/shingi/2010/04/dl/s0401-4a.pdf

(7) 「離島の現状」国土交通省　国土政策局　離島振興課（平成24年10月）http://www.mlit.go.jp/common/000228919.pdf#searc

から懸念されてきたが、少子高齢化による地方の人口減少と高齢者の受療率の上昇により問題が表面化し、２００４年に導入された新研修制度により医局からの医師派遣が激減したことも拍車をかけている。もともと手薄だった過疎地の医療体制はこの十数年の間に急速に厳しさを増している。

そんななかで長年へき地に携わってきた山田医師は、最も過酷な現場だからこそ見えてくる日本の医療の歪みを指摘する。

「私が自治医大の卒業生としてだんだん分かってきたのは、日本の医療のあり方や臨床医の教育の仕方があまりに偏っていたということ。自治医大の学生も偏ったまま教育されていきなりへき地へ行ったものだから、自分が思い描いていた医療の世界と現実とのギャップに直面し、戸惑いながらも現実に適応しようとする。医療資源もない、人材もいない、教育環境も十分ではない地域で必死にやっていると、なぜここが日本の医療システムからこぼれ落ちたのか、なぜここまで見放されてきたのかを嫌でも考えるようになります。私には、日本の医療が長年抱え続けてきた問題や矛盾がへき地に凝縮されているように見えるのです」

へき地は臨床医を目指すには役に立たない地域と見なされてきた。だから誰も行きたがらなかった。適切な医療を求める人々は都市にも地方にも同じようにいるのに、医療者側の理由で敬遠されてきた。それが医療格差の問題として顕在化し、自治医大の設立につながったともいえる。

患者のリスクを引き受ける

へき地や離島には厳しい現実があり、医師が覚悟を持って背負わなければならないリスクがある。山田医師はそれを「自治医大を卒業した者の運命」と言う。

「医師という職業の最も気高いところは、困っている人のリスクを代わりに引き受けてあげることだと思います。ワークライフバランスも必要だし、家族との時間を大切にしたいと思うのは当然のことですが、それでも自分が受け持っている患者がいて、自分を必要としている地域があれば無視することはできない。夜中や休日に電話がかかってきたら、かみさんや子どもに頭を下げてでも行かなければならない場面がたくさんあるのです」

世界に誇れる高度な医療を成し遂げ世界一の長寿国になった現在でもなお、複雑で困難な状況に陥り誰も手を出したがらない領域が残されている。現場に携わる医師がリスクを背負う覚悟を持ってそこに踏み込まなければ、日本の医療の歪みを正すことは難しいだろう。

「根本にあるのは『困っている人たちを救う』ということ。それは自治医大だからというだけではなく、すべての臨床医のコアでもあると思います。厳しい現場、厳しいフィールドというのはいつもある。モンスターペイシェントもいるし、理不尽な要求を突きつける人もいる。本心ではできれば『受けたくない』と思う厄介な患者さんもいます。それは昔も今も変わっていません。しかし、それこそが医師に求められていること。人々が医師に求めるのは、自分や自分の家族が困ったとき、自分たちの地域が困難になったときに、そこで働く医師が最後まで逃げずに応えてくれることであって、それを実践するのが臨床医なのです」

プロフェッショナル・オートノミー

山田医師が管理者を勤める台東病院は、世界的観光スポットである浅草に近く、江戸情緒や下町風情を楽しめる粋なエリアである。三世代以上続く由緒正しい江戸っ子や、人情に厚い土地柄を好んで移住してくる国内外の下町ファンが仲良く暮らしている。しかし、すぐ近くの台東区から荒川区に至る一帯には山谷《さんや》と呼ばれるエリアがあり、そこは江戸時代から労働者が集まる地域で、昭和の高度成長期以降には全国各地から流れてきた人たちが安宿に泊まったり路上生活をするなどして、治安の悪さも指摘された。１９９０年代後半に行政の手が入り、かつての安宿は格安料金の宿泊施設にリニューアルされてバックパッカーなどに利用されている。治安はかなり良くなったものの、いまでも現代社会の闇を感じさせる、人を寄せつけない雰囲気が残されている。

「うちの病院にもそういう類いの人たちがやってきて、玄関で大声を上げて職員を怯えさせたりすることがあります。うちの病院から山谷の診療にも行きますが、汚いし、臭いし、保険証を持っていない人も多い。普通に考えれば誰も行きたがらないフィールドです。でも、自分の受け持つ地域の中にそういうニーズがあるのなら誰かが引き受けなければなりません。みんなが見向きもしないような厳しいところにも手を差し伸べていく。そういう部分こそが医師のプロフェッショナリズムではないかと思います」

公共サービスなどを十分に受けられない人たちのことをアンダーサーブド（underserved）と言うが、医療におけるアンダーサーブド集団は自分から病院に来ることがほとんどないので実態がつかみにくい。地域に向けた視点を持つ医師でなければなかなか目の届かないフィールドだ。格差の広がる現代の日本で、医療・介護分野のアンダーサーブドをどうケアするかは日本社会の大きな課題になると考えられ、自己責任だけでは済まされない現実がそこにはある。医師自身が「自分の守備範囲はここまで」と限定してしまったら、そうしたニーズに応えることはできない。「医師のプロフェッショナル・オートノミー（職業的自律性）は、すべての国民に責任を持つことでこそ裏打ちされる」という山田医師の言葉が重く響く。

切り札を持っている家庭医

臓器別専門分化を追求したために置き去りにされてきたジェネラルな医療。格差の広がりとともに医療システムからこぼれ落ちてしまった医療過疎地やアンダーサーブドの人々。そんな歪みを正すにはどうすればいいのだろうか。その疑問に山田医師は即座に答えた。

「一番の近道は原点に戻ることです。医療格差に困っている地域へ率先して家庭医や総合診療医が行く。限られた専門分野しか扱うことができない医師はへき地には不向きです。いくらやる気があっても脳神経外科医が一人で離島を診続けることは不適切でしょう。でも家庭医には向いている。家庭医や総合診療医は他の専門医が行きにくいところへどんどん入っていけるのです。

いろいろな健康問題を抱えるお年寄りも全部一人で診られる、みんなが毛嫌いするようなやっかいな家族関係も平気な顔で対応できる。そういうところを得意とするのが家庭医。リハビリや介護のスタッフなどの他職種とネットワークを組んで終末期のケアにも積極的に関われます。高齢者、終末期、地方の過疎地、地域包括ケアシステム……資源も人材もノウハウも不足している『困っている』フィールドを家庭医や総合診療医が積極的に引き受ければ、国民に対して家庭医療・総合診療のメリットをアピールでき、信頼を得ることもできるのではないかと思います。家庭医は、今最も困っている人たちの期待に今すぐ応えることができるスキルを持った専門医なのです。

だからといって家庭医や総合診療医を目指す人たちがすべてへき地へ行かなければならないということではなく、一生その地にいなければならないということでもありません。最近は、家庭医＝診療所というイメージができてしまい、病院で働きたい人たちが家庭医療を避けてしまうことさえあります。しかし、家庭医はジェネラルな存在ですから、能力や個性を発揮できるフィールドはむしろスペシャリストより幅広いと思います。ただ、医師としてのキャリア形成の一部にへき地での勤務を取り入れる。そういうとらえ方をしてもらうのがいいのではないでしょうか」

高齢者や貧困層、へき地・離島、そういう不人気分野に「数年我慢してやってくれれば戻すから」と諭して強制的に送り込むのではなく、そこに対応できるスキルをしっかりと養成し、医療の専門領域のひとつとして確立させ、スムーズに人材を回していけるような仕組みをきちんとつくる。そうすれば貧乏くじを引くような気持ちでへき地へ赴く医師はいなくなるだろうし、逆に興味を持ってその世界に踏み込もうとする人材を引き寄せることもできるだろう。

臨床の原点に立ち返る

山田医師は、自治医大だけでなく国公立や私立大学でも、志望する診療科や目指すキャリアにかかわらず、すべての医学生に対して医学教育の一環としてへき地での実習を取り入れてはどうかと提案する。「へき地や離島へ行くことを強制するわけでは決してないが」と前置きしたうえで、地域の現実を知り、厳しいフィールドで揉まれ、医療システムの歪みに気づき、臨床の原点を体感することには大きな意義があるというのだ。

「家庭医だからアンダーサーブドの人たちを診るというのではなく、すべての臨床医がそういう意識を持つべきだと思います。患者中心の医療は家庭医療だけの話ではなく、外科医だって患者さんに説明するときには意識しなきゃいけないことだし、内科医が診断を積み上げていく際に患者さんの思いを考慮するのは当然のこと。医療はそもそも人間を相手にしているのです。その原点をもう一度考え直す必要があると思います」

昨今の医学教育が医療面接やコミュニケーション能力に注力するようになったのも、改めて人間という存在を意識し始めているからだろう。

「低学年での資質の涵養は重要だと思います。18、19歳ぐらいの頃に医者は人間に接する職業だということを学ぶ。それも現場で体験することが大事です。大学周辺の地域でもいいし、実家の近所でもいいし、へき地・離島でもいいからそういうところに実際に身を置いて、地域の暮らしに触れることを推奨したい。6年経ったら否が応でも毎日生身の人間を相手にしなければいけないのですから」

4　家庭医療のこれからを語る

浅草という地域

「浅草は非常にユニークな地域性を持っています。国内外の観光客が押し寄せる有名な観光スポットでありながら、すぐ近くには山谷もあるし、古い家が密集した住宅街もある。お年寄りから子どもまで幅広い年代が暮らしていて、独り暮らしの高齢者もいれば三世代同居もいる。町内会がたくさんあってお祭りなんかもよくやっている。昔ながらのコミュニティがいまでもちゃんと機能しているのです。人情に厚い反面、人間関係のトラブルも起きやすいのですが、だからこそ人間に興味のある人にとってはすごく面白い土地柄だと思います。人間の奥深さ、複雑さからするとこんなパラダイスはありません。地域医療を考えるには本当にいいところだと思います」

地域による住民気質の違いや歴史的・文化的背景から見た患者の受療行動などは、文化人類学に近い面白さがあるのではないだろうか。「文化人類学と違うのは、興味の対象が向こうからやってくること。こちらからは近寄り難い人たちまでも、裸になって『診てほしい』と近寄ってくるのです」と山田医師は笑う。

もっとオープンに議論すべき

日本プライマリ・ケア連合学会学術大会はプライマリ・ケアに携わる医療関係者が一堂に会し、プライマリ・ケアの今後を広く議論する場である。高い志を持ち、全国各地の最前線で活躍する家庭医や総合診療医が研究成果を発表し、熱い議論を交わし、次の時代を切り拓くためのアイディアを出し合う。学術大会以外にも、生涯教育セミナー、若手医師のためのセミナーなど大小さまざまな集まりが開かれ、いずれもハイレベルな内容を誇る。看護師、薬剤師、理学療法士、社会福祉士など医療から介護まで幅広い人材が多数参加しているのも大きな特徴だ。

しかし、山田医師は「医療関係者だけでなく、一般市民も含めたオープンな議論が必要」と語る。前述のように、家庭医のプロフェッショナリズムの源泉が「国民の期待に応えること」であるとすれば、国民にとって適切な医療とは何か、国民が医療に何を求めているかを医師だけで論議するのでは不十分だ。患者だけでなく、広く世間一般の人々が現代の日本医療の問題点を認識し、それを解決するためにどうすればよいかをともに語り合うことが必要だろう。

「日本のプライマリ・ケアをどのような形にするか、あるいは社会全体の医療システムをどうするかといったことも医療関係者の中だけで決めることではなく国民的な議論にしてほしいと思います。一般市民が家庭医の価値を知りその必要性を強く訴えてくれれば、歪んだ日本の医療を立て直す原動力になるかもしれません」

第４章

2

専門医の認定へ向けて

１　プライマリ・ケアを担うのは誰か

相談相手を求める人々

プライマリ・ケアとは何かを改めて考えると、医療者の立場から定義されたものはあるが、患者の側からとらえたものはほとんどないことに気づく。患者や家族、地域住民はプライマリ・ケアに何を望んでいるのだろうか。

医療が高度化したおかげでがんや難病が克服できるようになり、糖尿病などの慢性疾患も適切にコントロールすれば普通の暮らしが送れるようになった。日本人の平均寿命は延び続け、世界有数の長寿国になっている。その反面、極端に高度化・複雑化・細分化された医療は一般市民が簡単に理解できるようなものではない。テレビやインターネットには膨大な医療情報が流れているが、その真偽を見極められるほどのリテラシーを持っている人は少ないだろう。高度な専門家である医師と素人である患者とでは「医療」に対する知識の質と量に差がありすぎて、コミュニケーションがかみ合わないのも無理はない。誰のせいでもなく、現代の医療システムが生み出した悲しい現実だ。

病名がはっきりしており治療方針がすぐに決まるような場合は、会話など弾まなくても大して気にはしないだろう。コミュニケーション不足が問題になるのは、「なんだかよくわからない体の不調」や「症状がいくつもあってどの科を受診したらいいのかわからない」「治療を続けているのに良くなった実感がない」というとき、つまり自分の置かれている状態に何らかの不審や不安があり、専門家に相談したいときだ。そこで医師が治療や薬のことを詳しく説明しても患者の疑念は解消されない。また、「黙って言うことを聞いていればよろしい」と突き放されるのも困る。患者が医師に求めているのは、不快な経験としての「病」を共有してくれることであり、不安にさいなまれて疲れ果てた心を癒やしてくれること。自分の不安の一部を医師が引き受けてくれることだ。

実際に治療をしなくても話を聞くだけで症状が改善する場合があるが、では家族や友人の誰かが話を聞けば治るのかというとそうでもない。医師が聞いてくれるから安心するのだ。そこには高度な医療の専門家である医師への信頼感、その専門家が自分の話を親身になって聞いてくれるという安堵感、自分のことをよく知っている医師が近所にいるという親近感……そういういくつもの「感」が重なった患者‐医師関係が、家族や地域全体を癒やしていくのではないだろうか。

かかりつけ医と総合診療専門医

全国に16万人以上の会員を擁する日本医師会(1)では、２０１６年4月から「日医かかりつけ医機能研修制度」を実施している。日本医師会のホームページには「今後の更なる少子高齢社会を見据え、地域住民から信頼される『かかりつけ医機能』のあるべき姿を評価し、その能力を維持・向上するための新たな研修制度」と書かれている。また、かかりつけ医を「何でも相談できる上、最新の医療情報を熟知して、必要な時には専門医、専門医療機関を紹介でき、身近で頼りになる地域医療、保健、福祉を担う総合的な能力を有する医師」と位置づけ、以下の6つをかかりつけ医機能と定義している。①患者中心の医療の実践、②継続性を重視した医療の実践、③チーム医療、多職種連携の実践、④社会的な保健・医療・介護・福祉活動の実践、⑤地域の特性に応じた医療の実践、⑥在宅医療の実践(2)。日本専門医機構の認定する総合診療専門医の役割と重複する部分が多いが、日本医師会では資格や制度とは別の枠組みで「医師のあるべき姿」としてのかかりつけ医を提唱しており、地域の開業医に代表されるわが国のプライマリ・ケアを担ってきた医師像を指している。かかりつけ医機能研修制度は地域包括ケアシステムの中でリーダー的役割を求められるかかりつけ医に充実した生涯教育を提供するための制度といえる。

日本医師会の掲げるかかりつけ医と総合診療専門医がどのように違うのか、明確に

(1) 公益社団法人日本医師会　47都道府県医師会の会員をもって組織する学術専門団体。会員約16万6千人。http://www.med.or.jp/

(2) 「日医on-line日医ニュース」(２０１６年1月20日) http://www.med.or.jp/nichiionline/article/004204.html

区別すべきなのか、あるいはいずれ統合されるべきなのかといった議論はあまり意味がないだろう。医師の側が議論すべきことでもないように思う。患者や一般市民が自分の最も頼りにする医師はどこの誰かを選択すればよい話であり、それが内科や小児科の開業医であっても家庭医であってもかまわないはずだ。ただ、それぞれの医師の専門性や能力を客観的に示すひとつの基準として専門医制度や研修制度が整備されることは医師・患者双方にとって好ましいことである。

患者は誰に診てもらいたいのか

かかりつけ医、家庭医・総合診療医といった役割が注目されるようになったのは、超高齢社会が到来したためである。複数の疾患を持つ高齢者がいくつもの病院を掛け持ちし、治療費も薬代も重複して支払われることは、保険財政を圧迫する一因とされている。かかりつけ医が検査や投薬などをまとめて管理できれば、医療費の無駄が削減できると考えられているのだ。もうひとつの理由は、患者がかかりたい医療機関を自由に選べる「フリーアクセス」の行き過ぎである。高度な医療を求め、風邪や腹痛といったありふれた病気でも大学病院や大規模病院へ行く人が増えてしまったのである。大学病院は高度に専門化された医療を提供するための病院である。風邪や腹痛の人が集中してしまうと、高度な専門医療を必要とする人にかける時間や労力が削られる。コモンディジーズや専門外の疾患、あるいは「相談したいだけの人」に忙殺されて疲労困憊している専門医たちは、本来力を注ぐべき医療に対するモチベーションを維持することさえ難しくなってしまう。病名のはっきりしない患者が大学病院の専門科を次々とたらい回しにされるのも、医師だけの責任とはいえない。そういう患者の受け皿を持たない組織や、多くの患者をさばくことを優先しなければならない現代の医療システムにも問題があるし、患者側の「とりあえず大きな病院に行っておけば大丈夫」という安易な受療行動にも問題がある。

厚生労働省は、２０１６年度から大学病院などの特定機能病院と５００床以上の病院で、紹介状なしで受診した患者に初診で５０００円以上、再診で２５００円以上の定額負担を徴収する方針を決めた(3)。安易な受診を抑えることが目的だが、それだけで問題が解決するとも思えない。相談できる相手を求めている患者をどこが引き受けるのか、現在通院している医療機関が日本医師会の定義する「かかりつけ医」の機能を担ってくれるかどうかは何も保証されていないからだ。

それに対する一番シンプルな解決方法は、患者自身が「誰に診てもらいたいのか？」をはっきりさせることではないだろうか。家庭医のように幅広い診療科を一人でカバーしてくれる医師にかかればラクだと思う人もいれば、常に専門性の高い病院で最高の治療を受けたいと思う人もいるだろう。自分が本当に必要とする医療はどういうものなのかを、患者や家族、社会全体が今一度考えることが必要だと思う。

(3) 「紹介状なしの大病院受診時に係る選定療養について」（中医協　総―３平成27年9月30日）

2　認定後のキャリアプラン

難航する新専門医制度

２０１７年4月スタート予定の「新専門医制度」。従来、各学会が独自に運営してきた専門医制度を、中立的な第三者機関（日本専門医機構）が専門医の認定や養成プログラムの評価・認定を統一的に行うもので、専門医の質を担保し、患者が受診する際の公的な指標になることを目指している。２０１５年12月からは研修プログラムの申請受付も始まっている。

ところが、この新専門医制度の前途に暗雲が立ちこめている。２０１６年2月18日の社会保障審議会医療部会（部会長・永井良三：自治医科大学学長）で、研究施設の基幹施設が大学病院などの大規模病院に集中し「地方の医師偏在を助長しかねない」という意見が出されたのだ(4)。医師偏在解消策として各都道府県に地域連絡協議会を設置することが提案されているが、うまく機能しているのはごく一部の自治体にとどまっている。他にも、専攻医の待遇や医師が志望する診療科のばらつき、専門医機構の組織な

(4) 公益社団法人全日本病院協会「全日病ニュース」（２０１６年3月1日）http://www.ajha.or.jp/news/pickup/20160301/news04.html

ど次々と懸念が指摘され、２０１７年の開始時期を「延期すべき」という意見まで出た。日本専門医機構理事長の池田康夫氏が参考人として新専門医制度の準備状況を説明したが、事態は収拾がつかず、これらの問題を引き続き議論するための「専門医養成の在り方に関する専門委員会」を設置することが決まった。

専門医機構では「延期することはさらなる混乱を招く」として予定通り２０１７年４月に開始することを主張しているが、同審議会は４月の会合でも日本医師会などが異議を唱え議論が紛糾。事態を重く見た厚生労働省が関係各所との調整に入ることになったものの、現時点（２０１６年４月）でまだ話はまとまっていない。もし延期されるようなことになれば、19番目の専門医として誕生する「総合診療専門医」の認定や研修体制にも影響するおそれがある。日本プライマリ・ケア連合学会をはじめとする、家庭医・総合診療医の重要性を訴え続けてきた医師や関係者の長年の努力が無駄にならないことを願うばかりだ。

サブスペシャリティをどうするか

新専門医制度では、初期研修（2年）を終えたあとに後期研修（3～4年）で19の基本領域のどれかを取得し、さらにサブスペシャリティ領域と呼ばれる専門医の取得を基本としている。いわゆる「二階建て方式」と呼ばれているものだ。２０１６年４月時点の情報をまとめてみると図1のようになるのだが、その詳細は詰められておらず不明な点が多い。例えば、総合診療専門医と内科専門医では研修内容の一部に共通するものがあり、どう棲み分けるのかがはっきり見えていない。また、サブスペシャリティについても、基本領域で専門医を取得した後のサブスペシャリティの取り方には不確定な部分があり、医学生や初期研修医にとって非常に悩ましい状態にある。ジェネラリストとしての総合診療専門医をベースに考えてはいるが内科スペシャリストの道も視野に入れておきたい、あるいは若いうちは内科専門医として大規模病院に勤務し、ある程度経験を積んでから診療所や病院で地域医療に携わるといったキャリアをイメージしている医師は、後期研修のコース選びに苦心するかもしれない。２０１７年の研修スタート時には、これらの

図1〈二階建て方式〉

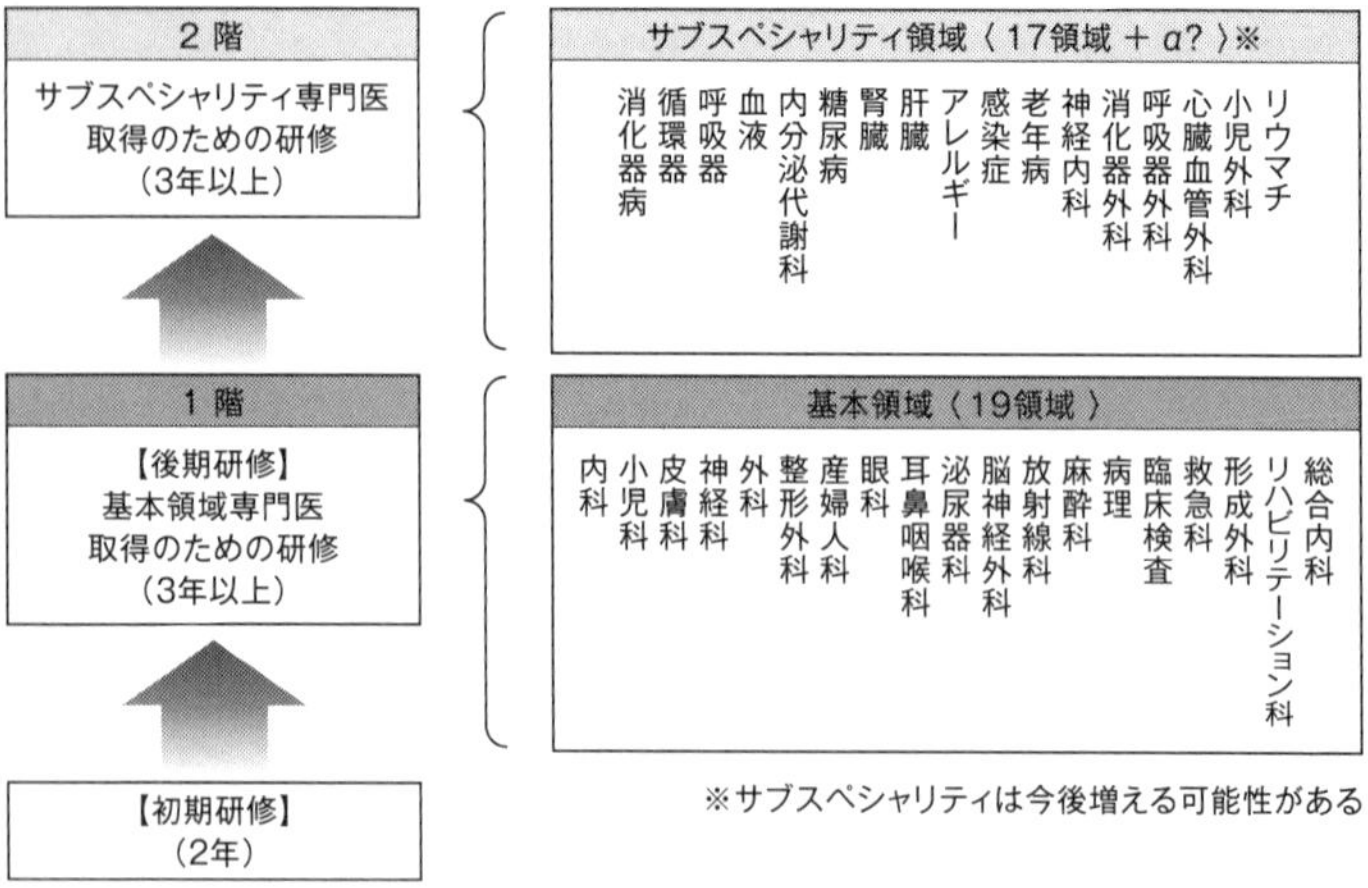

※サブスペシャリティは今後増える可能性がある

不明な点が解消され、サブスペシャリティの選択にも融通が利き、将来の幅が広がる方向に落ち着くことを期待する。

診療所と病院だけではない活躍の場

家庭医の職場というと診療所か地域の中小病院のイメージが強いが、じつはそれだけではない。全診療科を幅広く診る、患者や家族の精神面を考慮したアドバイスができる、多職種連携や地域連携がスムーズに行えるといった家庭医ならではの能力は、多様な現場に適応できるのだ。いくつか例を挙げると、ジェネラルマインドを持った臓器専門医をはじめ、地域医療がわかる救急医、ケガ以外もトータルで診られるスポーツドクター、臨床のわかる行政職、臨床のわかる研究者などがある。地震や台風などの被災地で救急・災害医療に携わったり、南極観測隊に医療担当として参加する家庭医もいる。ジェネラリストであることは、自分の能力を発揮する場所を選ばず、コミュニティのニーズや医療機関のセッティングに合わせた医療サービスを構築でき、コミュニティに属する人々とコラボレーションしながら新しい医療サービスの在り方を創造することもできるだろう。現代の医療が抱える課題を改善するだけでなく、将来の日本の医療を変えていく切り札としても、家庭医の今後の活躍に注目していきたい。

謝辞

本書の執筆にあたり、お忙しいなか快く取材に応じてくださり、原稿への丁寧なご対応を賜りました山田隆司先生、竹村洋典先生、雨森正記先生、松井善典先生、大橋博樹先生、佐藤健太先生、佐藤弘太郎先生、佐藤芳治氏に厚く御礼申し上げます。また、企画段階からご協力くださった草場鉄周先生はじめ多くの方々にも感謝申し上げます。

※本書に登場する医師の所属・肩書きは取材当時のものです。

参考文献

葛西龍樹／草場鉄周訳「マクウィニー　家庭医療学　上巻・下巻」／ぱーそん書房（2013年　2015年）

藤沼康樹編集「新・総合診療医学　家庭医療学編第2版」／カイ書林（2015年）

徳田安春編集「新・総合診療医学　病院総合診療医学編第2版」／カイ書林（2015年）

日本家庭医療学会編「新　家庭医プライマリ・ケア医入門」／プリメド社（2010年）

草場鉄周編集「家庭医療のエッセンス」（ジェネラリスト・マスターズシリーズ⑦）／カイ書林（2012年）

葛西龍樹著「家庭医療」／ライフメディコム（2002年）

日本プライマリ・ケア学会編集「プライマリ・ケア医の一日」／南山堂（2004年）

川越正平編著「在宅医療バイブル」／日本医事新報社（2014年）

「日本の地域医療教育イノベーション」（ジェネラリスト教育コンソーシアムvol.7）／尾島医学教育研究所

山田隆司著「ザ・総合診療医」／メディカルサイエンス社（2015年）

東京大学高齢社会総合研究機構編集「地域包括ケアのすすめ」／東京大学出版会（2014年）

川上憲人／橋本英樹／近藤尚己編「社会と健康」／東京大学出版会（2015年）

「月刊地域医学」／地域医療振興協会

「治療」（2015年8月vol.97 No.8）／南山堂

著者プロフィール

舟見恭子　ふなみ きょうこ

ライター。1962年生まれ、埼玉県出身。東京の編集プロダクションでパンフレットや書籍などの企画・制作を経験。1996年、夫の郷里である札幌に移住。以後、広告・雑誌・ウェブサイト等の取材および原稿制作に従事。主な作品に「モチ論（エイチエス、2006年）」、「別冊宝島　スタートレック完全ガイド（宝島社、2007年）」、「BARやまざきの系譜（エイチエス、2013年）」などがある。北海道大学の医学・科学系ウェブサイトで科学ジャーナルも多数担当。

【家庭医の現場 診療・連携・教育の事例から】

初刷 ―― 二〇一六年六月一一日
著者 ―― 舟見恭子
発行者 ―― 斉藤隆幸
発行所 ―― エイチエス株式会社　HS Co., LTD.
064-0822
札幌市中央区北2条西20丁目1-12佐々木ビル
phone : 011.792.7130　fax : 011.613.3700
e-mail : info@hs-prj.jp　URL : www.hs-prj.jp
印刷・製本 ―― 中央精版印刷株式会社

ISBN978-4-903707-69-3